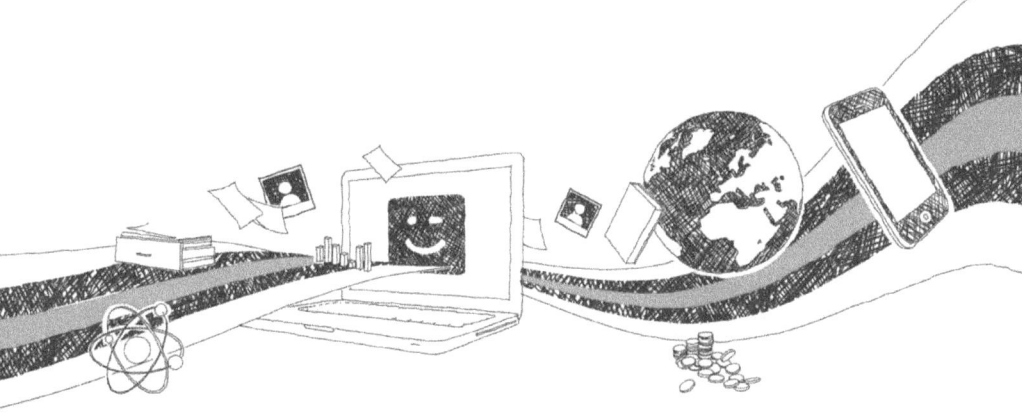
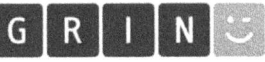

Marie-Luise Dierks (Hrsg.) / Gabriele Seidel (Hrsg.) / Inga Münch

Patientenorientierung und Gesundheitskompetenz

Patientenuniversität an der Medizinischen Hochschule Hannover, Institut für Epidemiologie, Sozialmedizin und Gesundheitssystemforschung

Band 13

Erhöhung der Gesundheitskompetenz von Menschen auf der Basis evidenzbasierter Gesundheitsinformationen

GRIN Verlag

Bibliografische Information der Deutschen Nationalbibliothek:

Die Deutsche Bibliothek verzeichnet diese Publikation in der Deutschen National-
bibliografie; detaillierte bibliografische Daten sind im Internet über http://dnb.d-
nb.de/ abrufbar.

Impressum:

Copyright © 2011 GRIN Verlag, Open Publishing GmbH
Druck und Bindung: Books on Demand GmbH, Norderstedt Germany
ISBN: 978-3-656-59695-0

Dieses Buch bei GRIN:

http://www.grin.com/de/e-book/269207/erhoehung-der-gesundheitskompetenz-
von-menschen-auf-der-basis-evidenzbasierter

Über die Schriftenreihe

Die Schriftenreihe der Patientenuniversität an der Medizinischen Hochschule Hannover wird herausgegeben von Prof. Dr. rer. biol. hum. Marie-Luise Dierks und Dr. rer. biol. hum. Gabriele Seidel vom Institut für Epidemiologie, Sozialmedizin und Gesundheitssystemforschung der Medizinischen Hochschule Hannover (MHH). Ziel der Schriftenreihe ist es, Forschungsergebnisse zur Patientenorientierung und Gesundheitskompetenz einer breiten Öffentlichkeit zur Verfügung zu stellen. In der Schriftenreihe werden Doktorarbeiten, Master- und Bachelorarbeiten sowie Forschungsberichte veröffentlicht.

Über die Autorin

Inga Münch (geb. Kreusel), MPH, geb. 1983 in Stadthagen, studierte Public Health an der Medizinischen Hochschule Hannover von 2009-2011 und ist nun als Promotionsstudentin und Empfängerin des Georg-Christoph-Lichtenberg-Stipendiums am Institut für Epidemiologie, Sozialmedizin und Gesundheitssystem-forschung an der MHH tätig.

Über das Buch

Die vorliegende Arbeit ist die Magisterarbeit von Inga Münch (geb. Kreusel) im Studienschwerpunkt Gesundheitsförderung und präventive Dienste, eingereicht am 02.05.2011. Die Arbeit entstand im Forschungsprojekt „Nutzertestungen von Gesundheitsinformationen" unter der Leitung von Prof. Dr. Marie-Luise Dierks im Auftrag des Instituts für Qualität und Wirtschaftlichkeit im Gesundheitswesen (IQWiG) und baut auf der im Jahr 2009 geschriebenen Magisterarbeit „Bewertung und Wirkung von evidenzbasierten Gesundheitsinformationen – die Perspektive der Nutzer" von Dr. med. Irene Hirschberg, MPH auf.

Magisterarbeit

zur Erlangung des Titels Magistra Public Health (MPH)

im Ergänzungsstudiengang Bevölkerungsmedizin und Gesundheitswesen
(Public Health)

an der Medizinischen Hochschule Hannover

**Erhöhung der Gesundheitskompetenz von Menschen
auf der Basis evidenzbasierter Gesundheitsinformationen –
die Einflussnahme spezifischer Textkriterien und
soziodemografischer Faktoren**

**aus dem Studienschwerpunkt
Gesundheitsförderung und präventive Dienste**

1. Gutachterin: Prof. Dr. rer. biol. hum. Marie-Luise Dierks

2. Gutachterin: Prof. Dr. phil. Ulla Walter

vorgelegt von Inga Kreusel

Hannover, 02.05.2011

„In the 21st century, knowledge is the key element to improving health. In the same way that people need clean, clear water, they have a right to clean, clear knowledge. Knowledge is the enemy of disease, the application of what we know will have a bigger impact than any drug or technology likely to be introduced in the next decade." (Gray 2009).

Inhaltsverzeichnis

Tabellenverzeichnis

Abbildungsverzeichnis

Abkürzungsverzeichnis

afgis	Aktionsforum Gesundheitsinformationssystem
äzq	Das Ärztliche Zentrum für Qualität in der Medizin
BMG	Bundesministerium für Gesundheit
BZgA	Bundeszentrale für gesundheitliche Aufklärung
DNEbM	Deutsches Netzwerk Evidenzbasierte Medizin e.V.
EbM	Evidenzbasierte Medizin
EBPI	Evidenzbasierte Patienteninformationen
G-BA	Gemeinsamer Bundesausschuss
GKV	Gesetzliche Krankenversicherung
HON	Health on the net
HTA	Health Technology Assessment
IP	Informationspaket
IQWiG	Institut für Qualität und Wirtschaftlichkeit im Gesundheitswesen
MHH	Medizinische Hochschule Hannover
SDM	Shared Decision Making
SGBV	Sozialgesetzbuch, fünftes Buch
SPSS	Statistical Analysis Software
WHO	World Health Organization

1. Zusammenfassung

Die Nutzer[1] des Gesundheitssystems werden häufig mit Gesundheitsinformationen konfrontiert, die einseitig formuliert, schwer verständlich oder manipulativ sind. Solche Informationen sind für fundierte Entscheidungen nicht geeignet und können nicht dazu beitragen, die Autonomie der Betroffenen zu unterstützen. Um diese Situation zu verbessern, hat das Institut für Qualität und Wirtschaftlichkeit im Gesundheitswesen (IQWiG) in Deutschland den gesetzlichen Auftrag erhalten, evidenzbasierte Patienteninformationen (EBPI) bereitzustellen, die verständlich, qualitätsgeprüft und unabhängig sein sollen. In diesem Zusammenhang ist es wichtig, die Perspektive der Nutzer bei der Erstellung des Informationsmaterials zu berücksichtigen und sie aktiv am Erstellungs- und Bewertungsprozess zu beteiligen und auch zu untersuchen, wie unterschiedliche Nutzergruppen auf das Material reagieren. Dabei sollten der Einfluss von Geschlecht, Alter, Bildung, Beruf oder Gesundheitszustand der Leser als Einflussvariablen berücksichtigt werden.

Datengrundlage der vorliegenden Arbeit ist die externe Evaluation von 248 Gesundheitsinformationen des IQWiG, die durch 255 Teilnehmer der Patientenuniversität der Medizinischen Hochschule Hannover (MHH) durchgeführt wurde. Erfasst wurden sowohl schriftliche Einzelbewertungen der Tester als auch das Meinungsbild eines moderierten Diskussionsprozesses (Fokusgruppe) in Kleingruppen mit je fünf Testern. Die Bewertungen erfolgten im Zeitraum Juni 2008 bis Juli 2010.

Die schriftlichen Einzelbewertungen der Texte und die soziodemografischen Angaben der Tester wurden in einer Datenbank erfasst, in SPSS zusammengeführt und ausgewertet. Mit Hilfe der deskriptiven Auswertung können Aussagen zu möglichen Zusammenhängen zwischen ausgewählten Merkmalen der Tester und deren Reaktionsmustern getroffen werden. Ergebnis dieser Analyse war, dass insbesondere Frauen, erkrankte Personen, junge (bis 24 Jahre) und ältere Testleser (ab 45 Jahren) sowie Testleser aus

---

[1] Aus Gründen der Lesbarkeit werden in dieser Arbeit persönliche Bezeichnungen nicht generell in der männlichen und weiblichen Form verwendet. Wenn diese Bezeichnungen in der männlichen Form formuliert sind, ist selbstverständlich das weibliche Geschlecht eingeschlossen.

niedrigen Bildungsschichten von den Texten profitieren können. Bei Mitgliedern und Nichtmitgliedern von Selbsthilfegruppen zeigten sich keine deutlichen Unterschiede in den Bewertungen. Hausfrauen/-männer sowie Tester, die einen persönlichen Bezug zu den Themen hatten, gaben besonders häufig an, dass sie durch die Texte ein Vertrauen in die eigene Kompetenz wecken konnten.

Auf der Basis dieser quantitativen Auswertung wurden für weitergehende Analysen Tester ausgewählt, die besonders positive oder negative Reaktionen in Bezug auf eine Erweiterung ihrer Gesundheitskompetenz angegeben haben. Dazu wurden die Protokolle der Fokusgruppen (n = 239) und die darin von den ausgewählten Testern abgegebenen ausführlichen Kommentare mit Hilfe einer qualitativen Inhaltsanalyse ausgewertet. Ausgehend vom Gesprächsmaterial wurden Kategorien und Subkategorien entwickelt, die Hinweise auf positive und negative Aspekte der IQWiG-Texte zur Erweiterung der Gesundheitskompetenz lieferten. Ergebnis dieser Analyse war, dass insbesondere angemessene Textformalia einer Kompetenzerweiterung der Leser dienten. Wenn die Texte jedoch einen vertiefenden Wissenserwerb für die Leser darstellten oder ihnen Handlungsanstöße gaben, konnten sie ebenfalls zu einer Gesundheitskompetenzerhöhung genutzt werden. Als neue Erkenntnis stellte sich heraus, dass die Tester dem Hervorrufen von Emotionen durch die Texte einen sehr hohen Stellenwert beimaßen. Sie wollen persönlich durch die Texte angesprochen werden.

Die Ergebnisse liefern ergänzende Hinweise für die Erstellung von EBPI. Die tatsächliche Umsetzung dieser Hinweise, die Bereitstellung und die Nutzung der Informationen durch die Patienten im medizinischen Behandlungsprozess erfordern jedoch verbesserte Strukturen im Versorgungssystem. Das heißt, dass die durch die EBPI neu entwickelten Entscheidungskompetenzen der Patienten praktisch in den Behandlungsprozess einfließen können und die dadurch womöglich veränderten Kommunikationsstrukturen zwischen Arzt und Patient nicht als „Störung der Routine" (Dierks und Seidel 2005, S. 43) empfunden werden sollten.

2. Einleitung

2.1 Relevanz des Themas

Die „dritte Revolution des Gesundheitswesens" vollzieht sich. Sie impliziert eine radikale Veränderung des Versorgungssystems. Die „…Fähigkeit von Menschen gesundheitsbezogene Entscheidungen zu treffen sowie sich im Gesundheitswesen adäquat zu bewegen, wird zunehmend wichtiger" (Dierks und Seidel 2009, S. 380). Begriffe wie ‚Gesundheitskompetenz', ‚evidenzbasierte Gesundheitsinformationen' und ‚Patientenautonomie' treten immer häufiger in Erscheinung und sagen aus, dass Nutzer sich im modernen Gesundheitswesen „…gesundheitsbewusst verhalten und dazu Informationen zu Gesundheit und Krankheit finden, verstehen und umsetzen" (ebenda) sollen.

Das Leitbild einer zukünftigen Gesundheitspolitik beinhaltet, dass Patienten, Bürger und Versicherte umfassend informiert werden und sich auch informiert fühlen (Vgl. Wöllenstein 2004). Die Forderung nach einer verbesserten Informationskultur und Autonomie resultiert unter anderem daraus, dass die Gesellschaft durch die steigende Lebenserwartung immer älter wird und chronische Erkrankungen zunehmen (Vgl. von dem Knesebeck 2005; vgl. Schwartz 1999). Die Nutzer des Gesundheitssystems „…sehen sich inzwischen als Partner der Fachleute im Gesundheitswesen…" (Dierks und Seidel 2009, S. 380), entwickeln ein neues Selbstverständnis, wollen Ergebnisse aus klinischen Studien verstehen und wollen mitentscheiden, wenn es um medizinische Maßnahmen geht (Vgl. Coulter und Magee 2005; vgl. Mühlhauser, Meyer, Steckelberg 2010). Schriftliche Patienteninformationen sind eine wichtige Grundlage für informierte Entscheidungen. Sie sind mittlerweile eine etablierte, von den Patienten gewünschte und oftmals selbst recherchierte Ergänzung zum Gespräch mit dem Arzt (Vgl. Isfort, Koneczny und Butzlaff 2006). Problematisch ist jedoch, dass es inzwischen zahlreiche Informationsquellen und -medien gibt, die häufig widersprüchlich, einseitig, irreführend, von unterschiedlicher Qualität und für gute Entscheidungen nicht geeignet sind (Vgl. Hess 2011; vgl. Mühlhauser, Meyer und Steckelberg 2010). Diese Informationen können unrealistische Therapieerwartungen bei den Nutzern wecken, was zu einer unangemessenen

Leis14tungsinanspruchnahme oder fehlerhaften oder ausbleibenden Therapie führen könnte. Den Patienten fehlt darüber hinaus oft die notwendige kritische Gesundheitsbildung, um die Botschaften gezielt zu hinterfragen. Die Folgen sind Fehleinschätzung von Risiken und des Nutzen-Schaden-Verhältnisses der Intervention (Vgl. Mühlhauser, Meyer und Steckelberg 2010).

Darüber hinaus sollten die Informationen so aufbereitet sein, dass die Patienten darin gefördert werden, ein hohes Maß an Eigenverantwortung übernehmen zu können und in ihrer Entscheidungskompetenz und Mündigkeit gestärkt werden (Vgl. Klemperer et al. 2010). Denn nur so können sie bessere individuelle Entscheidungen treffen, gesundheitliche Ergebnisse zeigen und haben damit bessere Gesundheitschancen (Vgl. Steckelberg et al. 2011; vgl. Segal 1998).

Die Entwicklung und Bereitstellung evidenzbasierter Gesundheitsinformationen stellt einen möglichen Lösungsweg für die bestehende Problematik der mangelnden Qualität von Gesundheitsinformationen dar. Die Patienten sollen mit Hilfe dieser Informationen bei der individuellen Entscheidungsfindung unterstützt werden und ein besseres Verständnis der Erkrankung, des Krankheitsverlaufs und der Diagnostik erhalten. Evidenzbasierte Gesundheitsinformationen ermöglichen es den Nutzern, zwischen den verfügbaren Optionen, einschließlich der Nichtinterventionen, auszuwählen. Dies soll ein Selbstmanagement mit der Erkrankung gewährleisten und den Nutzern ermöglichen, das Versorgungssystem bestmöglich zu nutzen. Sie stützen sich auf die gegenwärtig beste externe, wissenschaftliche Evidenz für Entscheidungen in der medizinischen Versorgung und sollen von neutralen und unabhängigen Autoren verfasst sein (Vgl. Bastian, Bühler und Sawicki 2009; vgl. DNEbM 2010).

Diese Arbeit baut auf einer von Frau Dr. Irene Hirschberg geschriebenen Magisterarbeit auf. Dort wurde bereits betrachtet, wie evidenzbasierte Gesundheitsinformationen auf Nutzer wirken und welche Reaktionsmuster dadurch hervorgerufen werden (Vgl. Hirschberg 2010). Die vorliegende Arbeit soll sich jedoch thematisch abgrenzen, indem vorwiegend analysiert wird, inwiefern die IQWiG-Texte zu einer Erhöhung der Gesundheitskompetenz der Tester führen. Hierbei wird im Speziellen darauf geachtet, welche Textcharakteristika dafür ausschlaggebend sind.

Außerdem soll getestet werden, wie die Texte auf unterschiedliche Nutzergruppen wirken. Daher wird mit Hilfe einer quantitativen Analyse überprüft, ob die soziodemografischen Eigenschaften der Leser eine Auswirkung auf die Bewertung der Texte haben.

2.2 Zielformulierung und Forschungsfrage

Es wird angenommen, dass die Reaktionsmuster der Nutzer auf Gesundheitsinformationen von ihren soziodemografischen Merkmalen oder persönlichen Erkrankungserfahrungen abhängig sind und sogar kumulativ wirken könnten. So könnten sich zum Beispiel ein niedriger Bildungsstand und ein zusätzlich bestehendes Krankheitsbild negativ auf die Bewertungen auswirken. Andererseits wird davon ausgegangen, dass bestimmte Themen, Informationsmaterialien oder Textpassagen eine positive oder negative Wirkung auf die Nutzer haben könnten. Durch die Herausbildung besonders charakteristischer Nutzergruppen und Nutzerbedürfnisse sollen sich Hinweise für die Erstellung zielgruppenspezifischer Gesundheitsinformationen ableiten lassen.

Um adäquate Gesundheitsinformationen entwickeln zu können, müssen daher zwei zentrale Leitfragen gestellt werden: Wer braucht welche Informationen? Wie müssen Informationen aufbereitet sein, damit sie tatsächlich gesundheitsrelevantes Handeln positiv unterstützen (Vgl. Wöllenstein 2004, S. 944)?

Ziel der Arbeit ist es, zu überprüfen…

1. ob die Reaktionen der Nutzer auf die evidenzbasierten Gesundheitsinformationen des Instituts für Qualität und Wirtschaftlichkeit im Gesundheitswesen (IQWiG) mit den soziodemografischen Merkmalen (Bildung, Geschlecht, Alter, Beruf), einer Erkrankung oder einem persönlichen Bezug zum Thema in Verbindung stehen.

2. welche Nutzergruppen nach eigener Aussage ihre Gesundheitskompetenz durch die Texte am stärksten erhöhen können.

3. welche Inhalte oder Eigenschaften der Texte besonders zur Erhöhung der Gesundheitskompetenz beitragen.

2.3 Inhaltliche Struktur

Im dritten Kapitel dieser Arbeit wird zunächst auf den theoretischen Hintergrund eingegangen. Hier wird einleitend auf die Nutzer des Gesundheitssystems Bezug genommen. Außerdem werden in diesem Kapitel die Änderung der Patientenrolle und der damit einhergehende Wertewandel beschrieben. Dies führt zum nächsten Abschnitt des Kapitels, der die Eigenschaften von Gesundheitsinformationen, deren Probleme und Möglichkeiten der Qualitätssicherung beschreibt. Des Weiteren wird dieses Kapitel dazu genutzt, näher auf die Charakteristik und Ziele der evidenzbasierten Gesundheitsinformationen einzugehen und dabei die besondere Rolle des IQWIG zu beschreiben.

Das darauf folgende vierte Kapitel widmet sich der Datengrundlage dieser Arbeit: Den durch die Patientenuniversität der Medizinischen Hochschule Hannover (MHH) durchgeführten Nutzertestungen von evidenzbasierten Gesundheitsinformationen des IQWiG. Hier wird näher auf das Testprocedere, die Methodik und die getesteten Produkte eingegangen.

Das fünfte Kapitel beschreibt die Methodik der durchgeführten Analyse dieser Arbeit. Wie in Kapitel 2.2 beschrieben, wurden zwei verschiedene Analysen durchgeführt. Die erste erfasst den Zusammenhang zwischen den Wirkungen der Informationen und verschiedenen charakteristischen Nutzereigenschaften unter Einsatz statistisch-quantitativer Verfahren. Die zweite führt mit einer qualitativen Analyse von Wortprotokollen aus den durchgeführten Gruppendiskussionen dazu, die Hintergründe für eine Erhöhung der Gesundheitskompetenz durch die Texte zu erfassen.

Im sechsten Kapitel werden die Ergebnisse beider Analysen zusammengeführt. Sie dienen dazu, die Informationsqualität der IQWiG-Texte aus Sicht der Nutzer zu beschreiben und herauszuarbeiten, welche Aspekte dieser Texte zur Erhöhung der Gesundheitskompetenz besonders geeignet sind.

16

Im letzten Kapitel wird ein Fazit gezogen, zudem werden Handlungsempfehlungen für die Weiterentwicklung der IQWiG-Texte unter Berücksichtigung
der Erhöhung der Gesundheitskompetenz der Leser gegeben.

3. Theoretischer Hintergrund

3.1 Die Rolle der Patienten im Wandel

Im deutschen Gesundheitssystem existieren verschiedene Interessenslagen. Die unterschiedlichen Akteure (z. B. Patienten, Nachfrager und Versicherte, Anbieter von Gesundheitsleistungen, Versicherer, Politiker und Administratoren) mit ihren verschiedenen Ausgangspositionen und Interessen agieren in diesem System, das durch stetige monetäre, medizinische und gesetzliche Veränderungen geprägt ist (Vgl. Schulenburg und Greiner 2007). Besonders die Rolle der Patienten als Nachfrager ist im bestehenden Gesundheitssystem von großen Dynamiken geprägt, da sie gleichzeitig Versicherter, Patient oder Bürger sein können. Eine definitorische Abgrenzung schafft der Sachverständigenrat für die Konzertierte Aktion im Gesundheitswesen, der für alle Positionen der Nachfrager in den verschiedenen Ebenen einen zusammenfassenden Begriff schaffte: Den Nutzer des Gesundheitswesens. Dieser „...ist demnach jede Person, die Zugang zum System der gesundheitlichen Versorgung hat, unabhängig davon, ob dieser Zugang aktuell genutzt wird oder nur fakultativ besteht" (SVR 2000/2001). Um in dieser Arbeit einen inhaltlich einheitlichen Begriff zu nutzen, wird daher im weiteren Verlauf der Begriff des „Nutzers" verwendet.

3.1.1 Änderung der Nutzerrolle

Der Nutzer wird besonders im Zeitalter der chronischen Krankheiten vom ehemals passiven Teilnehmer zum Koproduzenten und subjektiven Experten für seine eigene Gesundheit. (Vgl. Ose und Hurrelmann 2004; vgl. Feld 2008; vgl. Schmidt-Kaehler 2004). Die traditionelle Nutzerrolle, die dem Arzt das Wissensmonopol und die ausschließliche Entscheidungsmacht zuschreibt, wird heute durch ein Rollenmodell abgelöst, das den Nutzer als beteiligten Experten am Heilungsprozess charakterisiert (Vgl. Dierks und Schwartz 2003; vgl. Baumann 2006). Diese Entwicklung von der althergebrachten Rollendefinition zum modernen Bild eines Nutzers wird allgemein als Paradigmenwechsel beschrieben. Es muss an dieser Stelle jedoch erwähnt werden, dass „neue" und „alte" Rollendefinitionen in der Realität noch parallel existieren und sich das Kräfteverhältnis zwischen Arzt und

18

Patient nur langsam verändert (Vgl. Dierks und Schwartz 2003; vgl. Dierks und Seidel 2005). „...[Der Nutzer] verlässt sich [nun] immer weniger ausschließlich auf das Fachwissen und die Empfehlungen von medizinischen Experten, wird zu dem entscheidenden Akteur im Markt [und tritt selbstbewusst und willensstark in Erscheinung]..." (Kirchgeßner 2007, S. 82; Feld 2008, S. 115). Positiv wird konnotiert, dass „...schon heute [...] die Ärzte tagein, tagaus ein sich veränderndes Informationsverhalten ihrer Patienten fest[stellen]. Der Patient der Zukunft wird [noch] selbstbewusster, anspruchsvoller sein, aber auch Verantwortung übernehmen wollen" (Trill 2008, S. 243). Diese veränderte Nutzerrolle führt häufig dazu, dass sich die Patienten im Verlauf der Arzt-Patienten-Kommunikation keine paternalistischen Strukturen, sondern vielmehr einen partizipativen Gesprächsverlauf wünschen. Sie wünschen sich Entscheidungs- und Qualitätstransparenz und wollen ihre Wünsche und Bedürfnisse integrieren und nach einer umfassenden Information eine gemeinsame Entscheidungsfindung mit dem Arzt ermöglichen (Vgl. Klemperer 2009).

Aufbauend darauf soll an dieser Stelle der Ansatz des Shared Decision Making (SDM) näher erläutert werden, der die partnerschaftliche Entscheidungsfindung im Behandlungsprozess zwischen professionellen Gesundheitsdienstleistern und Nutzern beschreibt (Vgl. Scheibler und Pfaff 2003; vgl. Elwyn, Edwards und Rhydderch 2005; vgl. Dierks und Schwartz 2003). SDM wird definiert als „...ein Interaktionsprozess mit dem Ziel, unter gleichberechtigter aktiver Beteiligung von Patient und Arzt auf Basis geteilter Information zu einer gemeinsam verantworteten Übereinkunft zu kommen" (Härter 2004, S. 90). Hier sollen Nutzer und Professionelle die Möglichkeit haben, gleichberechtigte Partner im Entscheidungsprozess zu sein. Darüber hinaus kann der [Nutzer] „...seine eigenen Präferenzen, Wünsche, Befindlichkeiten und Vorstellungen in den Prozess der Entscheidungsfindung einfließen lassen" (Schmidt-Kaehler 2004, S. 19). Dieses wechselseitige und als demokratisch beschriebene Aushandeln der Therapieentscheidungen wird als das Idealmodell der Arzt-Patienten-Beziehung dargestellt. Und dies erscheint, insbesondere vor dem Hintergrund des sich verändernden Krankheitsbildes der Bevölkerung in Richtung chronische Erkrankungen, eine sinnvolle Unterstützung der womöglich lebenslangen Begleitung zwischen

Arzt und Patient zu sein (Vgl. Dierks und Seidel 2005). Patienten, die in den Behandlungsablauf einbezogen werden, haben ein höheres Wissen über Behandlungsmöglichkeiten, realistischere Erwartungen über den Verlauf und setzen die gewählte Behandlung beständiger um. Dies kann „…zu höherer Patientenzufriedenheit und sehr wahrscheinlich auch zu höherer Therapiewirksamkeit führ[en]…" (Härter 2004, S. 89). Ausmaß und Intensität der gewünschten Beteiligung im Behandlungsprozess kann jedoch bei den Patienten unterschiedlich ausgeprägt sein (Vgl. Dierks und Seidel 2005). Immerhin äußerten in einer Befragung von GKV-Versicherten 68% der Mitglieder, dass der Arzt mit ihnen die verschiedenen Behandlungsmöglich-keiten besprechen soll und die Entscheidung über das weitere Vorgehen gemeinsam getroffen wird. Nur 5% wollten die Entscheidung allein dem Arzt überlassen (Vgl. Müller 2007). In einem 2001 vom Bundesministerium für Gesundheit eingerichteten Förderschwerpunkt „Patient als Partner" kamen verschiedene Projekte zu dem Ergebnis, dass sogar 80-90% der Patienten ausführlich über die Behandlung, Risiken, Nebenwirkungen und Prognosen informiert werden wollen (Vgl. Dierks et al. 2006). Andere bevölkerungsre-präsentative Befragungen ermittelten, dass „…rund zwei Drittel der befrag-ten Personen eine gemeinsame Entscheidungsfindung von Arzt und Pati-ent…" (Nebling und Fließgarten 2009, S. 86) wünschen. Der Vergleich mit anderen europäischen Ländern ergibt, dass „…der Wunsch nach [einer] partnerschaftlichen Beziehung bei deutschen Patienten besonders stark ausgeprägt…" (Dierks und Seidel 2005, S. 40) ist.

Ein weiterer wichtiger Begriff zur Beschreibung der veränderten Nutzerrolle ist der Begriff des Empowerment. Er bedeutet „…Selbstbefähigung und Selbstbemächtigung, Stärkung von Eigenmacht, Autonomie und Selbstver-fügung […] [und] zielt auf die Herstellung von Selbstbestimmung über die Umstände des eigenen Alltags" (Herriger 2002, S. 18). Bei diesem Ansatz geht es also nicht nur darum, die Therapietreue und Compliance[2] herzustel-len, sondern vielmehr darum, den Nutzer als handlungsfähiges Individuum

---

[2] Compliance kann als Therapietreue übersetzt werden und betrifft das kooperative Verhalten des Patienten im Rahmen der Therapie. Eine gute Compliance ist beispielsweise abhängig von dem Glauben des Patienten an die Wirksamkeit der Therapie und der Zufriedenheit mit der Betreuung durch das medizinische Fachpersonal, etc.

dazu zu befähigen, selbstbestimmt und autonom Entscheidungen über die Therapie treffen zu können. Das Konzept des Empowerment kann auch speziell bei der älteren Bevölkerung von großer Bedeutung sein, da diese Gruppe häufig den paternalistischen Kommunikationsstil ihrer Ärzte verinnerlicht hat und als gegeben hinnimmt. Der Ansatz des Empowerment kann die älteren Menschen dabei unterstützen, ihnen in unserer stark leistungs- und arbeitsbezogenen Gesellschaft „...das Gefühl der Einflussnahme zurück[zu]geben und [die] bestehende Hilflosigkeit zu überwinden" (Walter, Schneider und Plaumann 2008, S. 731).

Mit zunehmender Selbstverantwortung kann sich der Nutzer aus eigener Initiative die notwendigen Informationen und Angebote einholen, um seine Gesundheitsstörung zu bewerten, bzw. zu behandeln. Die rege Mitarbeit und Anteilnahme der Nutzer kann entscheidend für den Therapieverlauf und die Aufrechterhaltung der Gesundheit sein. Der Nutzer übernimmt folglich Verantwortung für sich selbst, indem er ein aktives und selbstbestimmtes Leben führt (Vgl. Bastian, Kaiser und Matschewsky 2005).

Die aktive Teilhabe am medizinischen Entscheidungsprozess, die Verbalisierung der eigenen Bedürfnisse sowie die Erweiterung einer Gesundheitskompetenz können sich positiv auf die Gesundheit der Nutzer und den Behandlungsprozess auswirken (Vgl. Dierks 2006; vgl. Nebling und Fließgarten 2009). Das folgende Kapitel soll daher einen Überblick über den Begriff der Gesundheitskompetenz geben und die verschiedenen Einflussfaktoren beleuchten, die für dessen Erhöhung ausschlaggebend sein können.

3.1.2 Gesundheitskompetenz

Gesundheitskompetenz (Health Literacy) ist notwendig für die Patienten, um „...gesund zu werden, gesund zu bleiben [...], gesundheitspolitische Entscheidungen fällen [zu können]..." (Stutz Steiger und Spycher 2006, S. 14), mehr Autonomie in Gesundheitsfragen zu haben, sich im Gesundheitssystem zurecht zu finden und Leistungen in Anspruch zu nehmen (Vgl. Abel und Bruhin 2003).

In der Literatur werden bereits viele verschiedene Definitionen zu dem Begriff Health Literacy aufgeführt. Obwohl er bereits seit den 1970er Jahren verwendet wird, bleibt jedoch anzumerken, dass eine einheitliche Definition selbst in der internationalen Diskussion noch nicht abschließend vollzogen ist und das Grundverständnis zum Teil von kurzfristig wirksamen Entwicklungsschüben abhängt (Vgl. Abel und Bruhin 2003). Die länderübergreifende Diskussion resultiert jedoch daraus, dass die Weltgesundheitsorganisation (WHO) Health Literacy als einen wichtigen Faktor in der Gesundheitsförderung dargestellt hat.[3] Seit längerer Zeit gewinnt das Thema auch in der europäischen Forschungsgemeinschaft und ebenso in Deutschland an Bedeutung.

Hier wird Health Literacy auch als Gesundheitskompetenz oder als kritische Gesundheitsbildung übersetzt und beschreibt die „...Fähigkeit des Einzelnen, im täglichen Leben Entscheidungen zu treffen, die sich positiv auf die Gesundheit auswirken – zu Hause, am Arbeitsplatz, im Gesundheitssystem und in der Gesellschaft ganz allgemein" (Kickbusch 2006, S. 10). Außerdem werden darunter die kognitiven und sozialen Möglichkeiten der Individuen zusammengefasst, Informationen zu suchen, zu verstehen und anzuwenden. Dieses Wissen wird primär über Kultur, Bildung und Erziehung vermittelt bzw. weitergegeben (Vgl. Abel und Bruhin 2003). Health Literacy gilt jedoch auch als Verbindung zwischen der Literacy (Fähigkeit zu lesen, zu schreiben, zu zählen, zu sprechen und zu hören bzw. zu verstehen) und den Fähigkeiten des Individuums sich in Gesundheitskontexten zu bewegen (Vgl. Institute of Medicine 2004).

Die Bundeszentrale für gesundheitliche Aufklärung (BZgA) unterscheidet in ihren Leitbegriffen zur Gesundheitsförderung drei verschiedene Formen von Health Literacy: Die *funktionale* Form beschreibt Grundfertigkeiten im Lesen und Schreiben, die es ermöglichen, gesundheitsrelevante Informationen zu verstehen. Die *interaktive* Form erfordert kognitive und soziale Fertigkeiten, die beispielsweise dazu befähigen, Informationen zu gesundheitsförderlichen Themen im sozialen Umfeld zu finden. Die *kritische* Form verhilft dazu, Informationen zu analysieren „...und diese im Sinne einer verbesserten

---

[3] "Improved health literacy is necessary for people to increase control over their health, and for better management of disease and risk" (WHO 2000, S. 2).

Lebensbewältigung optimal zu nutzen" (Abel und Bruhin 2003, S. 130). Andere Stimmen berücksichtigen in ihren Definitionen neben den individuellen Fähigkeiten der Nutzer auch die Perspektive des Gesundheitssystems. Das „Committee on Health Literacy" entwickelte ein Rahmenkonzept für Health Literacy, in dem drei Haupteinflussfaktoren beschrieben werden, die auf Gesundheitskompetenzen einwirken und bei denen mögliche Interventionen ansetzen könnten: die Kultur/Gesellschaft, das Bildungssystem und das Gesundheitssystem (Vgl. Institute of Medicine 2004).

So wird beispielsweise beschrieben, dass die Gesundheitskompetenz variieren kann und auch aus einem Zusammenspiel zwischen dem Leistungserbringer, dem Gesundheitssystem, das die Leistungen zur Verfügung stellt und der Erkrankung, die behandelt werden muss, bestehen kann (Vgl. Baker 2006). Baker hat in einem konzeptionellen Modell die verschiedenen Bereiche und Einflussfaktoren der Gesundheitskompetenz zusammengestellt.

Das Modell (Abb. 1) zeigt verschiedene Voraussetzungen, die gegeben sein müssen, um anhand der Gesundheitskompetenz den Gesundheitszustand zu verbessern. Baker bringt in seinem Modell unter anderem Grundlagen aus dem Report des Institute of Medicine (IOM) 2004[4] mit ein und ergänzt diese mit weiteren theoretischen Überlegungen. So ist beispielsweise beschrieben, dass das Individuum mithilfe der *individual capacity* eine Reihe verschiedener Ressourcen besitzt, die ihm helfen, mit Informationen umzugehen. Dieser Abschnitt ist unterteilt in Lesekenntnisse, die eine Person hat und weitere Vorkenntnisse (z. B. Kenntnisse über den Aufbau des Gesundheitswesens, Zusammenhänge von Ursachen und Wirkungen bei Erkrankungen etc.), die sie bereits vor dem Lesen von neuen Gesundheitsinformationen besitzt. Beide Bereiche bedingen jedoch einander. Die Bereiche *health-related print literacy* und *health-related oral literacy* sind naturgemäß von den soeben beschriebenen Gesichtspunkten abhängig. Sie wurden jedoch extra aufgenommen, weil die Fähigkeit gesundheitsbezogene Materialien oder Gespräche nachvollziehen zu können, ausschlaggebend für die Verbesserung des Gesundheitszustandes ist. Die Gesundheitskompetenz,

---

[4] Institute of Medicine (2004): Health literacy: A Prescription to End Confusion. Washington, DC, National Academies Press.

die wie beschrieben, von verschiedenen Einflüssen abhängig ist, ist jedoch nur ein Faktor von vielen (soziales Gefüge, Persönlichkeit der Nutzer etc.), um beispielsweise neues Wissen, eine positive Einstellung oder Verhalten gegenüber der eigenen Gesundheit zu erlangen oder um seine Selbstwirksamkeit zu verbessern. Baker beschreibt daher in seinem Modell, wie sich über diese „innere" Einstellung eines Menschen und dessen Handlungsmotivation die *Health Outcomes* verbessern und somit zu einem verbesserten Gesundheitszustand führen.

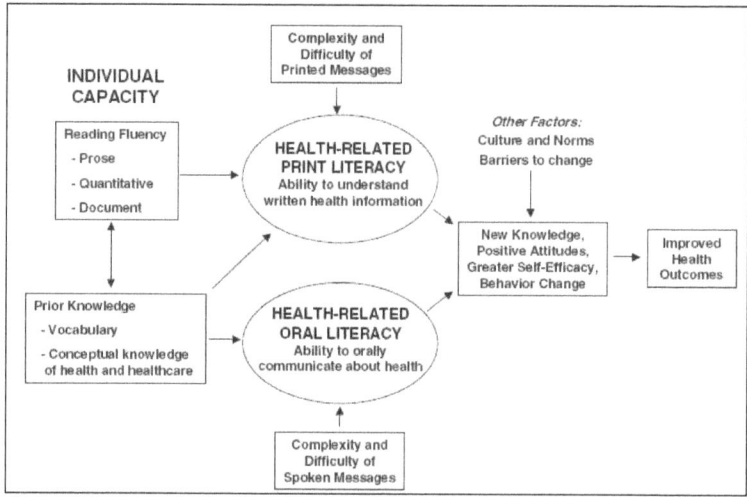

Abb. 1 Beziehungen zwischen dem Gesundheitszustand und individuellen sowie gesundheitsbezogenen Lese-/Schreib- und Kommunikations-Fähigkeiten (Baker 2006)

In empirischen Studien wurde belegt, dass sich Personen mit einer geringen Gesundheitskompetenz (definiert als schwache Lesefähigkeit und schwache Aufnahmemöglichkeit von Gesundheitsinformationen sowie Handeln als selbstbestimmter Patient), weniger an einer Therapie beteiligen und dadurch einen ungünstigeren Krankheitsverlauf haben, als Personen mit einer höheren Gesundheitskompetenz (Vgl. Juzych 2008; vgl. Coulter und Ellins 2007). Außerdem sind Menschen mit weniger Gesundheitskompetenz häufiger krank, haben eine geringere Lebensqualität, einen schlechteren körperlichen und mentalen Gesundheitszustand und können ihre Krankhei-

24

ten weniger gut bewältigen (Vgl. Coulter und Ellins 2007, vgl. Stutz Steiger und Spycher 2006; vgl. Carol, Mancuso und Melina Rincon 2006; vgl. Howard, Sentell und Gazmararian 2006). Die Verbesserung der Gesundheitskompetenz könnte also auch eine Reduzierung der gesundheitlichen Ungleichheit ermöglichen (Vgl. Coulter und Ellins 2007). Eine niedrige Gesundheitskompetenz wird darüber hinaus auch mit höheren Kosten im Gesundheitssystem in Verbindung gebracht, da Gesundheitsleistungen von diesen Personengruppen häufiger in Anspruch genommen werden (Vgl. IOM 2004). Es ist daher von entscheidender Bedeutung, die Anteilnahme der Patienten an ihrer eigenen Gesundheit sowie deren Gesundheitskompetenz zu verbessern.

Um die Gesundheitskompetenz zu stärken, sollte es das Ziel sein, Wissen zu vermitteln, das in die Lebenswelt des Adressaten einbezogen werden kann und die individuellen Kompetenzen der Problembewältigung stärkt (Vgl. Hurrelmann 2001). Helfen kann sich der Nutzer letztlich nur selbst, da er der Experte für seine eigene körperliche und seelische Verfassung ist und weiß wie sich die Therapie auf seinen Körper auswirkt (ebenda). Der Arzt bleibt ein fachlicher Experte, dessen Erfolg bei der gesundheitsbezogenen Leistung von der Mitwirkung des Nutzers abhängig ist (Vgl. Bauer, Rosenbrock und Schaeffer 2005).

Was ein Patient jedoch von einem Arztbesuch oder bei der Durchsicht von Gesundheitsinformationen mitnimmt und wie gut er mit den dort gelieferten Informationen zurechtkommt – alles das ist abhängig von sozialen Prägungen und weiteren Faktoren, wie der Bildung, dem Alter, dem Gesundheitszustand, dem Geschlecht, der beruflichen Stellung etc. (Vgl. Marstedt und Amhof 2008).

Aus diesem Grund wird im nächsten Kapitel auf die unterschiedlichen Eigenschaften von Nutzern eingegangen und überprüft, inwiefern diese einen Einfluss auf das Interesse der Nutzer haben Gesundheitsinformationen abzurufen.

3.1.3 Nutzergruppen und ihre unterschiedlichen Merkmale

Nutzer des Gesundheitswesens sind unterschiedlich in ihren Eigenschaften und Interessenslagen. Das spezifische Wissen, die Fähigkeit zu handeln, die Informationsbedürfnisse und die entsprechende Art und Weise zu kommunizieren, können variieren (Vgl. Bastian, Bühler und Sawicki 2009; vgl. Bastian, Kaiser und Matschewsky 2005). Die Faktoren Alter, Geschlecht, Bildung, Nationalität (Kultur und Sprache), sozioökonomischer Status, Behinderung, Erkrankungsstatus, Gesundheitskompetenz und die Persönlichkeit der Nutzer, können einen Einfluss auf das Verständnis von Informationen haben. Nutzer haben zudem einen gesellschaftlich bestimmten Erfahrungshorizont und Einstellungen zu bestimmten Themen entwickelt.

Im weiteren Verlauf dieses Kapitels werden beispielhaft Merkmale von Nutzern (Gesundheitszustand, Geschlecht, Alter, Bildung und Nationalität) näher betrachtet, die die Gesundheitskompetenz determinieren könnten.

Gesundheitszustand

Es muss jedoch erwähnt werden, dass bei akuten Krankheitsverläufen, die auch mit Notfallsituationen einhergehen können, weniger Zeit für eine detaillierte Informationssuche oder für eine Auswahl zwischen verschiedenen Therapieoptionen ist. „Krankheiten und Verletzungen, besonders wenn diese lebensbedrohlich sind [...], können [...] schwere persönliche Krisen auslösen" (Bastian, Kaiser, Matschewsky 2005, S. 381). Sie können das Bewusstsein für einen drohenden Kontrollverlust über den eigenen Körper auslösen, was einen „...starken Einfluss auf das Gefühl der Autonomie haben [kann]..." (ebenda) und den Status der Gesundheitskompetenz möglicherweise einschränkt.

Deshalb sind es insbesondere chronisch kranke Personen, die an Therapieentscheidungen teilnehmen möchten und diese überwiegend partnerschaftlich mit ihrem Arzt aushandeln wollen (Vgl. Nebling und Fließgarten 2009). Es bietet ihnen die Möglichkeiten, Behandlungen gegebenenfalls zu wiederholen, zu verändern oder abzubrechen. Die Optionen können für sie einen großen Einfluss auf die Lebensqualität haben und sie haben in der Regel mehr Zeit sich zu informieren und diese Informationen zu reflektieren (Vgl. Detmer et al. 2003). „Der Gesundheitsmonitor 2003 [...] hat gezeigt, dass Menschen mit [chronischen Erkrankungen] [...] sogar höhere Partizipationspräferenzen äußern als Patienten ohne chronische Erkrankungen" (Nebling und Fließgarten 2009, S. 87).

Das Informationsverhalten im Krankheitsfall kann als eine Form des Krankheitshandelns verstanden werden, welches vor allem dem übergeordneten Ziel der Bewältigung der Erkrankung dient. Informationsbedürfnisse entwickeln sich daher vorwiegend zweckgebunden, selektiv, intentional, emotional engagiert und an Nützlichkeit orientiert (Vgl. Voth 2008). „Patienten mit chronischen Krankheiten [...] bemühen sich oft sehr darum, von den unterschiedlichsten Seiten Auskünfte zu bekommen" (Coulter und Magee 2005, S. 50). Sie unterscheiden sich in ihren Wünschen nach der Informationsmenge und haben je nach Krankheitsstadium ein sich wandelndes Interesse an den Informationen (Vgl. Leydon et al. 2000). Die Copingstrategien[5] der Patienten sind unterschiedlich, ihr Vertrauen in die Medizin variiert und der Aspekt der Hoffnung kann dazu führen, dass Patienten potentiell negative Informationen meiden, um nicht enttäuscht zu werden (Vgl. ebenda).

Alter

In altersvergleichenden Studien wurde festgestellt, dass jüngere Nutzer einen höheren Wunsch nach Selbstbestimmung haben als Ältere (Vgl. Hamann et al. 2007). Besonders „...jüngere Mittelschichtangehörige suchen [..] gern nach unabhängigen Informations- und Beratungsquellen" (Coulter und Magee 2005, S. 50). Sie haben jedoch auch durch ihre seltene Berührung mit Erkrankungen weniger Erfahrungen mit Gesundheitsthemen, weniger Interesse an gesundheitlichen Themen und sind häufig noch nicht in der Rolle der Entscheidungsträger verankert. In der Regel übernehmen noch ihre älteren Erziehungsberechtigten die Verantwortung für die medizinischen Entscheidungen. Ältere Nutzer sind hingegen in der Regel krankheitsanfälliger. Darüber hinaus haben sie Angst, dass eine weitere Informationssuche gefährlich sein könnte und ihre ohnehin schwierige Situation

---

[5] Coping bezeichnet das Bewältigungsverfahren von Menschen mit chronischen Krankheiten und Behinderungen.

noch verschlimmern könnte. Hinzu kommt, dass ältere Nutzer einen eher paternalistischen Kommunikationsstil mit ihrem Arzt gewöhnt sind und gerne tun, was der Arzt sagt, um ein guter Patient zu sein. Ein solches Verhalten, wird auch als „disempowerment" bezeichnet (Vgl. Leydon et al. 2000). Für diese Nutzergruppen sollten Gesundheitsinformationen besonders gut aufgearbeitet sein und möglichst als Printmedium zur Verfügung stehen (Vgl. Detmer et al. 2003).

Geschlecht

Krankheitsformen und –arten können zwischen den Geschlechtern abweichen (Vgl. Detmer et al. 2003). In Familien nehmen trotzdem oft die Frauen die Rolle der Informationssuchenden ein. Sie legen mehr Wert auf persönliche Gespräche mit anderen Betroffenen als auf medizinische Informationen. Darüber hinaus ist bekannt, dass Frauen häufiger Defizite in der Arzt-Patienten-Kommunikation beklagen als Männer. „Es lässt sich daraus jedoch nicht ableiten, dass Frauen ein höheres Informationsbedürfnis haben [...] oder dass sie selektiv schlechter informiert werden. [...] [Es spricht] aber auf jeden Fall dafür, dass Patientinnen mehr informiert werden wollen und dabei auch inhaltlich andere Schwerpunkte setzen als männliche Patienten" (Sawicki 2005, S. 768). Männer sind bei Therapieentscheidungen und der Suche nach Optionen sowie gesundheitsbezogenen Informationen hingegen eher zurückhaltend (Vgl. Coulter und Magee 2005). Sie bewahren in der Regel auch im Krankheitsfall einen „kühlen Kopf" und vermeiden Informationen über ihre Erkrankung, um schlechte Nachrichten auszublenden (Vgl. Leydon et al. 2000). Die Ergebnisse zweier Studien (Bremer Studie „Ratlose Patienten?" aus 2004; europäische Vergleichsstudie „The Future Patient" aus 2002) ergaben jedoch, „...dass das Geschlecht des Patienten nicht entscheidend für den Wunsch nach Mitbestimmung im Behandlungsprozess ist" (Nebling und Fließgarten 2009, S. 89; vgl. Dierks und Seidel 2005).

Nationalität

Eine fremde Nationalität der Nutzer geht oft mit Sprachproblemen einher, die eine Barriere für die Nutzung von Gesundheitsinformationen darstellen könnten. Insbesondere ältere Immigranten sind häufig wenig versiert mit der

Landessprache im Einwanderungsland. Auch kulturelle Unterschiede können zu Missverständnissen oder Hemmnissen bei der Nutzung von Informationen führen. Besonders Südeuropäer treffen ihre Entscheidungen häufig im Familienverband und zeigen ein hohes Vertrauen in die Ärzte (Vgl. Leydon et al. 2000).

Bildung

Auch die Bildung hat einen starken Einfluss auf die Nutzung von Gesundheitsinformationen. Der Bildungsgrad und die Einstellung beeinflusst die Fähigkeit des Individuums, die Informationen aufzunehmen und zu verarbeiten. Somit unterscheiden sich Menschen in ihrer Befähigung, Informationen zu verstehen, zu erinnern, Gesundheitsinformationen zu akzeptieren sowie die gewonnenen Informationen in gesundheitliches Handeln umzusetzen. Hierbei spielen das Medienverhalten und die Erfahrungen des Individuums im sozialen Netzwerk eine Rolle (ebenda). Vorbildverhalten im Netzwerk oder die Konfrontation mit Krankheitsthemen könnten das Individuum dazu veranlassen, seine Verhaltensweisen zu ändern (Vgl. Dierks 1995).

Menschen haben folglich ein unterschiedliches Informationsbedürfnis und -verhalten, das von individuellen und sozialen Einflussfaktoren geleitet ist. Diese Faktoren müssen bei der Erstellung von Gesundheitsinformationen beachtet werden. Um einen weiteren Einblick in diese Thematik zu erhalten, wird in den nächsten Kapiteln besonders auf die Definition und Ziele von Gesundheitsinformationen sowie deren Probleme und Möglichkeiten der Qualitätssicherung eingegangen.

3.2 Gesundheitsinformationen

Medizinisches Wissen, das als Basis für die Entscheidungsfähigkeit von Nutzern gesehen werden kann, wird durch moderne Kommunikationsmedien einer breiten Öffentlichkeit zugänglich gemacht. Das wachsende Angebot an medizinischen Laieninformationen wird von immer mehr Nutzern als Ergänzung zum Gespräch mit dem Arzt genutzt (Vgl. Isfort, Koneczny und Butzlaff 2006). „Im Hinblick auf die Gesundheitssicherung müssen dazu [jedoch] in verständlicher Form neutrale und fundierte Informationen über Eigenschaften und Wahrscheinlichkeiten des in Rede stehenden Gesundheitsproblems, die realistischen Möglichkeiten seiner Minderung oder Beseitigung durch medizinische oder nicht-medizinische Interventionen sowie über Rechte vor, während und nach der Behandlung zur Verfügung gestellt werden" (Rosenbrock 2001, S. 33).

3.2.1 Aufgaben, Inhalte und weitere Aspekte von Gesundheitsinformationen

Der Begriff „Gesundheitsinformation" ist sehr vielfältig und variiert je nach Ziel, Aufgabe, Format und Umfang, der Zielgruppe und den inhaltlichen Schwerpunkten (Vgl. Klemperer et al. 2010).

Gesundheitsinformationen dienen als Entscheidungsgrundlage oder Hilfestellung. Sie sollen das Arztgespräch nicht ersetzen, sondern dieses unterstützen und mit Hilfe der dadurch verbesserten Gesundheitskompetenz die Autonomität der Nutzer anregen. Die Nutzer haben den Bedarf nach unterschiedlichen Inhalten von Gesundheitsinformationen. Am häufigsten wird beispielsweise nach Informationen über ihre Erkrankung, die Prognose ihrer Erkrankung oder Behandlungsmaßnahmen gesucht (Vgl. Coulter, Entwistle und Gilbert 1999; vgl. Isfort, Floer und Butzlaff 2004). Gesundheitsinformationen können sowohl direkt durch Sprache und Interaktion vermittelt werden, als auch indirekt durch technische Medien (Vgl. Hurrelmann, Leppin 2001a). „Das Spektrum reicht von einer einzelnen, kurzen Nachricht zu Gesundheitsthemen bis hin zu ausführlichen Broschüren, medizinischen Entscheidungshilfen oder Internetportalen" (Klemperer et al. 2010, S. 2). Besonders das Internet dient als umfangreiches Informationsmedium, in dem Nutzer sich in virtuellen Netzwerken und Foren austauschen können oder Suchmaschinen und Datenbanken zur Recherche nutzen können. Letztendlich gibt es kaum eine bessere Möglichkeit, „...sich umfassend zu informieren und mit Leidensgenossen Kontakt aufzunehmen, als über das net" (Eysenbach 2003, S. 295).

Die nachfolgende Abb. 2 zeigt weitere Aspekte, die die Effektivität von Gesundheitsinformationen beeinflussen können. Diese stehen miteinander in Beziehung. Die Möglichkeit, verschiedene Gesundheitsinformationen rezipieren zu können, ist nicht nur von den Inhalten, sondern auch von dem Umfeld der Nutzer, deren Fähigkeiten und dem Gesundheitsstatus sowie der Aufbereitung der Informationen durch die Ersteller abhängig. Der Aspekt der Nutzerfreundlichkeit und Laienverständlichkeit der Gesundheitsinformationen kann entscheidend für die Aufnahme der Inhalte sein. Dabei sollte auf sprachliche Besonderheiten geachtet werden (z. B. Vermeidung von Nominalisierungen, passiver Sprache, Abkürzungen, Fremdwörter, etc.). Außerdem ist es wichtig, Zahlen angemessen darzustellen (natürliche Häufigkeiten anstelle von Prozentzahlen etc.) und Strukturmerkmale (Inhaltsverzeichnis, Zwischenüberschriften, Zeilenlänge etc.) sowie visuelle Elemente oder eine leserliche Schrift zu integrieren (Vgl. Groeben und Christmann 1989; vgl. Groeben 1982; vgl. Badarudeen und Sabharwal 2010; vgl. Meyer, Steckelberg und Mühlhauser 2007; vgl. Steckelberg 2005; vgl. Bunge, Mühlhauser und Steckelberg 2010).

Die Informationen können über verschiedene Medien zugänglich gemacht werden. Die vorliegende Arbeit bezieht sich auf schriftliche Gesundheitsinformationen, die im Internet zugänglich sind oder als Printmedium zur Verfügung stehen.

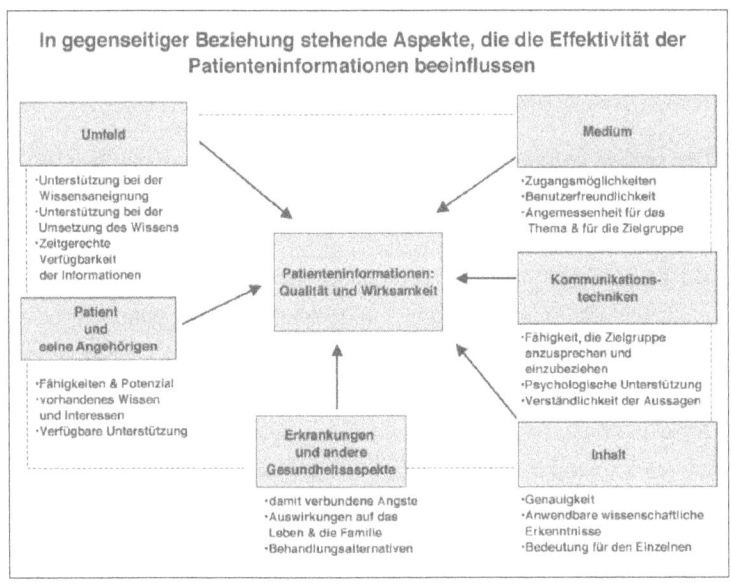

Abb. 2 Aspekte, die die Effektivität der Patienteninformationen beeinflussen (Bastian, Kaiser und Matschewsky 2005, S. 383)

Um den Bedürfnissen der Zielgruppe zu entsprechen, können Gesundheits-informationen aus unterschiedlichen Gründen und Zielsetzungen entwickelt worden sein. Zum Beispiel um „...die Entscheidungen von Menschen zu verändern oder die Therapietreue zu empfohlenen Behandlungen zu erhö-hen" (Bastian, Kaiser und Matschewsky 2005, S. 380). Dabei sollte beachtet werden, dass die Autoren dieser Informationen nicht immer nur positive und allgemeinnützige Absichten verfolgen. Häufig werden Gesundheitsinformati-onen genutzt, um Menschen in eine vorherbestimmte Richtung zu lenken, ein Produkt oder eine Dienstleistung zu verkaufen oder zu Spenden und der öffentlichen Unterstützung für ein gesundheitliches Programm aufzurufen (Vgl. Bastian und Sawicki 2005). Diese Ziele und Aufgaben von Gesund-heitsinformationen können manipulativ „...und im schlimmsten Fall schäd-lich..." (Bastian und Sawicki 2005, S. 70) sein.

Um diesen Aspekt näher zu beleuchten, wird in den folgenden Kapiteln auf Probleme und mögliche Qualitätssicherungen von Gesundheitsinformatio-nen eingegangen.

3.2.2 Probleme mit Gesundheitsinformationen

"If it is true that knowledge is power, then many consumers in today´s health care marketplace are in trouble" (Isaacs 1996, S. 31).

Die soeben beschriebene theoretische Festlegung über die Beschaffenheit von Gesundheitsinformationen ist das erwünschte Ziel. Die Qualität, Aktuali-tät und Evidenzbasis bestehender Gesundheitsinformationen ist bislang jedoch noch sehr heterogen. Und da die Nutzer dieser Informationen häufig auch nicht die Kompetenzen und Möglichkeiten haben, gute von schlechten Informationen zu unterscheiden, müssen sie sich sehr oft mit einer Informa-tionsflut und einem Überangebot an Informationen auseinandersetzen (Vgl. Brechtel 2004). Gesundheitsinformationen können sich auf „...das Wissen, die Auswahl von medizinischen Verfahren sowie den eigenen Lebensstil und auf die Gesundheit und das Wohlbefinden der Menschen auswirken. Sie können aber auch ineffektiv und manchmal sogar schädlich sein" (Bastian, Kaiser und Matschewsky 2005, S. 383). Eine Eigendiagnose und Selbstbe-handlung mit Hilfe von qualitativ schlechten Informationen aus dem Internet kann lebensgefährlich sein. Widersprüchliche Aussagen zwischen Ärzten und den Gesundheitsinformationen aus dem Internet können ebenfalls belastend für die Patienten sein (Vgl. Brechtel 2004).

Für die Nutzer besteht eine grundsätzliche Schwierigkeit, das medizinische Wissen zu bewerten und Wirkungen einzuschätzen (Vgl. Kaltenborn 2001). Zudem könnten Informationen, die aktiv abgerufen werden müssen (z. B. im Internet) für manche Personengruppen problematisch sein. Denn in diesem Fall muss eine erhöhte Lesekompetenz und Urteils- sowie Konzentrationsfähigkeit vorhanden sein. Eine individuelle Zusammenstellung und Selektion der Informationen könnte die Nutzer zusätzlich überfordern (Vgl. Ose und Hurrelmann 2004).

3.2.3 Qualitätssicherung von Gesundheitsinformationen

Die Nachfrage nach Gesundheitsinformationen steigt mit ungebrochener Geschwindigkeit voran. Das Internet ist als Medium für sehr viele Menschen zur Gewohnheit geworden und zur Beschaffung dieser Informationen nicht mehr wegzudenken. Immerhin sind im Jahr 2010 bereits 72% der Deutschen online gewesen. Den größten Zuwachs bei der Internetnutzung hatten die User, die 50 Jahre und älter sind (Vgl. Initiative D21 2010). Durch eine Studie der Universität Wien wurde bekannt, „...dass 50% der Besucher von Arztpraxen [..] das Internet täglich [..] nutzen" (Schaefer 2011, S. 61). „...30% aller Befragten nutzten das Internet, um Gesundheitsinformationen zu recherchieren" (ebenda). Daran ist jedoch besorgniserregend, dass die Nutzer nicht nur nach Informationen, sondern nach Bestätigung suchen und daher „...besonders anfällig für interessengesteuerte Information[en]" sind (ebenda). Gerade weil die Qualität, Glaubwürdigkeit und Zuverlässigkeit der Informationen im Netz große Sorge bereiten, haben sich verschiedene Qualitätsinitiativen entwickelt, in denen so genannte „Codes of Conduct" festgelegt wurden. Genannt seien hier exemplarisch die Qualitätssiegel (z. B. HON, afgis), Leitlinien, Ethik-Kodizes und Qualitätskriterienkataloge sowie Bewertungsinstrumente (z. B. DISCERN) (Vgl. Schmidt-Kaehler 2004; vgl. Dierks et al. 2006).

Die Nutzer haben dadurch zahlreiche Möglichkeiten die Strukturqualität der angebotenen Gesundheitsinformationen im Internet zu bewerten und dadurch gute von schlechten Gesundheitsinformationen zu unterscheiden.

Im weiteren Verlauf werden beispielhaft ein Qualitätslogoverfahren (afgis) und ein Bewertungsinstrument (DISCERN) vorgestellt, anhand derer die Nutzer überprüfen können, ob die Gesundheitsinformationen Qualitätskriterien erfüllen.

Afgis (Aktionsforum Gesundheitsinformationssystem) ist ein Projekt des Bundesministeriums für Gesundheit, welches im Jahr 2002 ursprünglich 10 Transparenzkriterien entwickelt hat. Laut dieser Kriterien sollten die Internetseiten Zusatzinformationen der jeweiligen Anbieter und der angebotenen Gesundheitsinformationen zur Verfügung stellen, damit die Informationssuchenden die Verlässlichkeit der Informationen leichter einordnen können. Einige Beispiele für diese Kriterien sind: Transparenz über den Zweck der Information, die Aktualität der Daten oder Trennung von Werbung und redaktionellem Beitrag (Vgl. afgis 2011). Im weiteren Verlauf hat sich das afgis-Modell zu einem Qualitätslogoverfahren weiterentwickelt, bei dem qualitativ hochwertige Gesundheitsinformationsangebote im Internet mit einem Logo gekennzeichnet werden (Vgl. Schmidt-Kaehler 2004; vgl. afgis 2011a). Die Kriterien sind öffentlich im Internet zugänglich.

Vorteilhaft an diesem Verfahren ist die Möglichkeit der Rückversicherung, die mit Hilfe der Überprüfung des Qualitätslogos auf den Internetseiten vollzogen werden kann. Es besteht jedoch kein Zwang für Anbieter von Gesundheitsinformationen sich an diesem Verfahren zu beteiligen, was für die Nutzer bedeutet, dass sie bei der Überprüfung nicht routiniert vorgehen können und somit auch Internetangebote ohne das afgis-Logo eine gute Qualität aufweisen könnten.

DISCERN beinhaltet validierte und international gebräuchliche Qualitätskriterien für gute Patienteninformationen (Vgl. Lerch und Dierks 2000; vgl. Sänger et al. 2006). Es ist ein Instrument, „...das entwickelt wurde, um Nutzern von Patienteninformationen zu helfen, die Qualität von Patienteninformationen über Behandlungsalternativen einzuschätzen" (DISCERN

2009). Das Instrument kann sowohl für gedruckte als auch für Internetinformationen genutzt werden. Hierfür wird den Nutzern ein kurzer Fragebogen zur Verfügung gestellt, mit deren Hilfe sie die Patienteninformation bewerten können. Dieser Fragebogen basiert auf „…15 Schlüsselfragen und einer Bewertung der Gesamtqualität…" (DISCERN 2009a). Vorteilhaft ist, dass hierfür kein Vorwissen erforderlich ist und es daher sehr nützlich für Laien ist. Jedoch sind die Aspekte der Benutzerfreundlichkeit der Internetseiten nicht berücksichtigt, da diese Kriterien ursprünglich für Printmedien entworfen wurden (Vgl. Lerch und Dierks 2000).

Auf der Anbieterseite können jedoch auch die in der Einleitung dieses Kapitels genannten Qualitätsstandards (zum Beispiel Kriterien des HON-Codes der Stiftung „Health On the Net) beachtet werden, die einem ethischen Verhaltenskodex für die Veröffentlichung medizinischer Informationen im Internet dienen.[6]

Ebenfalls relevant ist die ‚Gute Praxis Gesundheitsinformation', die bisher noch als Positionspapier gilt. Sie unterscheidet sich jedoch von den bisherigen Initiativen dadurch, dass sie auch konkrete Anforderungen an die Inhalte von Gesundheitsinformationen stellt (Vgl. Müller und Lang 2011). Dort sind zahlreiche Anforderungen an Gesundheitsinformationen aufgeführt, die den Nutzern helfen sollen, eine „…eigene informierte Entscheidung zu treffen" (Müller und Lang 2011, S. 28). Die folgende Tab. 1 wurde in Anlehnung an Klemperer et al. 2010 erstellt und fasst die Anforderungen, die an Gesundheitsinformationen gestellt werden, zusammen.

Die Überprüfung der Qualität der angebotenen Gesundheitsinformationen ist ein wichtiger Bestandteil bei der Vermittlung und Inanspruchnahme von Gesundheitsinformationen. Darüber hinaus ist es wichtig, dass die Nutzer

---

[6] „Die Stiftung Health On the Net (HON) setzt sich für eine Verbesserung der Qualität von gesundheitsbezogenen Informationen im Internet ein, sowie für deren angemessene und effiziente Nutzung. HON wurde 1995 gegründet und ist eine gemeinnützige Nichtregierungsorganisation, die vom Wirtschafts - und Sozialrat der Vereinten Nationen anerkannt wird. HON möchte den Bürgern den Zugang zu vertrauens-würdigen Informationen erleichtern. Die Stiftung setzt sich dafür ein, dass ethische Normen eingehalten werden und hat hierfür einen Verhaltenskodex, den HONcode, entwickelt. Er bietet Webseitenherausgebern Anhaltspunkte um qualitativ hochwertige Seiten zu erstellen und schützt gleichzeitig die Bürger vor unseriösen medizinischen Informationen." (Abrufbar unter http://www.hon.ch/home1_de.html, Zugriff am 06.01.2011)

selbst ein kritisches Auge auf die Qualität der Informationen haben und wissenschaftliche Daten, Hintergründe und Studienergebnisse zu bestimmten Therapiemethoden einfordern. Aber „...die Qualität von Internetinformationen wird von Experten unter dem Aspekt der „Evidenzbasiertheit" [...] noch überwiegend als mangelhaft bewertet" (Eysenbach 2003, S. 294). Aus diesem Grund ist es wichtig für die Nutzer des Gesundheitswesens, dass evidenzbasierte Gesundheitsinformationen erstellt werden, denen sie ihr Vertrauen schenken können. Daher widmet sich die folgenden Kapitel der Definition sowie den Zielen und Kriterien von evidenzbasierten Gesundheitsinformationen.

Tab. 1 Anforderungen an Gesundheitsinformationen, Zusammenfassung der ‚Guten Praxis Gesundheitsinformation' (Vgl. Klemperer et al. 2010)

Es sind die vorhandenen wissenschaftlichen Erkenntnisse aus den aktuellen und qualitativ am besten geeigneten Studien zu berücksichtigen.

Die Informationen müssen für alle Zielgruppen verständlich und relevant sein.

Nutzer des Gesundheitswesens oder geeignete Organisationen sollen bei der Erstellung einbezogen werden, um die Verständlichkeit, Relevanz und Gebrauchstauglichkeit zu verbessern.

Informationen über Erkrankungen sollen ein realistisches Bild vermitteln.

Informationen über Behandlungsergebnisse (z. B. Mortalität, gesundheitsbezogene Lebensqualität etc.) sollen relevant für die Patienten sein, auf Unsicherheiten ist hinzuweisen. Vergleiche unterschiedlicher Behandlungsweisen oder Intervention und Nicht-Intervention sind sinnvoll.

Die Informationen sollen objektiv und neutral sein. Die Nutzer sollen nicht in eine bestimmte Richtung gelenkt werden.

Wissenschaftlich gut begründete Wahrscheinlichkeiten sollen in einer geeigneten Form (Risikokommunikation) dargestellt werden.

3.3 Evidenzbasierte Gesundheitsinformationen

„Communicating evidence to patients and the general public should strenghten patient autonomy" (Bastian, H. 2008, S. 552).

Evidenzbasierte Gesundheitsinformationen leiten sich aus der Grundlage der evidenzbasierten Medizin (EbM) ab. Diese beschreibt laut der Definition des Deutschen Netzwerks Evidenzbasierte Medizin e.V. „...eine[n] gewissenhafte[n], ausdrücklichen[n] und vernünftige[n] Gebrauch der gegenwärtig besten externen, wissenschaftlichen Evidenz für Entscheidungen in der medizinischen Versorgung individueller Patienten" (DNEbM 2010). Patienten sollen also nicht nur eine Behandlung erhalten, die sich auf Meinungen und Übereinkünfte stützt, sondern eine Evidenz einbezieht (Vgl. Bastian, Bühler und Sawicki 2009). Das heißt, auf der Basis der am besten zur Verfügung stehenden wissenschaftlichen Daten. Dies soll vor Fehlentscheidungen und falschen Erwartungen schützen, die entstehen, wenn „...nützliche Interventionen nicht oder erst verspätet in die Versorgung kommen..." (Bastian, Bühler und Sawicki 2009, S. 184). Für die Feststellung der Evidenz wird für ein konkretes klinisches Problem in der medizinischen Literatur systematisch nach der relevanten Evidenz gesucht, und es wird eine „...kritische Beurteilung der Validität der Evidenz nach klinisch-epidemiologischen Gesichtspunkten..." (DNEbM 2010) vorgenommen. Außerdem wird die Größe des beobachteten Effekts bewertet und auf den konkreten Patienten „...mit Hilfe der klinischen Erfahrung und der Vorstellung der Patienten..." (ebenda) angewendet. Das Für und Wider einer Behandlungsmethode oder eines Ratschlags wird folglich objektiv und neutral abgedeckt (Vgl. Bastian, Bühler und Sawicki 2009).

Mit Hilfe dieser so entwickelten evidenzbasierten Gesundheitsinformationen können interessierte medizinische Laien „...einen Überblick über den Stand des Wissens zu einer Behandlung gewinnen" (Bastian, Bühler und Sawicki 2009, S. 185). Informationen, die folglich auf diesen objektiven und wissenschaftlich belegten Aussagen beruhen, müssen gemäß der Definition des „Ärztlichen Zentrums für Qualität in der Medizin" (äzq) „...für Menschen ohne medizinische Vorbildung verständlich und relevant sein. Relevanz bedeutet, dass als „Erfolgsfaktoren" der Behandlung auch solche dargestellt werden, die für Patienten bedeutsam sind. Dies sind insbesondere die Lebenserwartung und die Lebensqualität. Unter diesen Voraussetzungen sind evidenzbasierte Patienteninformationen eine Grundlage für Patienten, Entscheidungen für oder gegen in Frage kommende Untersuchungs- oder Behandlungsmaßnahmen zu treffen" (Sänger et al. 2006, S. 12).

3.3.1 Ziele der evidenzbasierten Gesundheitsinformationen

Ziele der evidenzbasierten Gesundheitsinformationen im Sinne der evidenzbasierten Medizin sind „…ein besseres Verständnis der Erkrankung, des Krankheitsverlaufs und der Diagnostik…" (Bastian, Bühler und Sawicki 2009, S. 189) und die „…Unterstützung der individuellen Entscheidungsfindung im Einklang mit den persönlichen Werten…" der Nutzer (Kasper, Heesen und Mühlhauser 2009, S. 78). Evidenzbasierte Gesundheitsinformationen sollen es den Nutzern ermöglichen, zwischen den verfügbaren Optionen, einschließlich der Nichtinterventionen auszuwählen, um ein Selbstmanagement mit der Erkrankung zu gewährleisten und das Versorgungssystem bestmöglich zu nutzen (Vgl. ebenda; vgl. Bastian, Bühler und Sawicki 2009). Hierfür ist eine individuelle Nutzen-Schaden-Abwägung Voraussetzung, damit der Nutzer die Entscheidung unter Einbeziehung der eigenen Wertvorstellungen treffen kann. Dies führt dazu, dass evidenzbasierte Gesundheitsinformationen auch verunsichern und enttäuschen oder gar empören können. Es kann für die Nutzer schwierig werden, „…wenn [sie] bei zu komplizierten und komplexen Texten an die Grenzen der eigenen Gesundheits- bzw. Lesekompetenz stoßen und überfordert sind" (Hirschberg 2010, S. 73). Nutzer, die es bisher nicht gewohnt waren, mit abwägenden Informationen, auch numerischer Art, konfrontiert zu sein, sondern eindeutige Ratschläge und Tipps von einer Patienten- bzw. Verbraucherinformation erwarten, können abwehrende und abwertende Reaktionen zeigen (Vgl. Steckelberg, Kasper und Mühlhauser 2007; vgl. Schmitz et al. 2010).

Problematisch ist außerdem die immer noch bestehende Kluft zwischen dem Anspruch der Nutzer an evidenzbasierte Gesundheitsinformationen und dem tatsächlichen Angebot. Der Anspruch auf vollständige und ausgewogene Informationen auf Basis der wissenschaftlichen Evidenz ist zwar in den europäischen Patientenrechten als ethische Norm verbrieft, (Vgl. European Charta of Patients´ Rights 2002) aber die Vielfalt an bestehenden Informationen ist immer noch von verschiedenen Interessen geleitet und erfüllt nicht immer die erforderlichen Qualitätskriterien (Vgl. Kasper, Heesen und Mühlhauser 2009).

3.3.2 Kriterien für die Erstellung evidenzbasierter Gesundheitsinformationen

Die Erstellung evidenzbasierter Patienteninformationen (EBPI), stellt eine besondere Herausforderung dar. Mittlerweile ist es möglich, auf verschiedene bestehende Empfehlungen [7] zurückzugreifen, die jedoch gemeinsam haben, dass bei einzelnen Therapieoptionen gleichermaßen objektiv und präzise über Schaden, Nutzen und Prognose kommuniziert werden sollte, „...einschließlich der Möglichkeit auf eine Intervention (vorerst) zu verzichten" (Mühlhauser, Meyer und Steckelberg 2010, S. 414; vgl. Bastian, Bühler und Sawicki 2009; vgl. Klemperer et al. 2010). Um bei der Informationsvermittlung nicht direktiv vorzugehen, sollten die bekannten wissenschaftlichen Ergebnisse nicht überhöht werden, neutral bleiben und keine strengen Empfehlungen aussprechen (Vgl. Klemperer et al. 2010; vgl. Bastian, Bühler und Sawicki 2009). Außerdem sollen evidenzbasierte Gesundheitsinformationen medizinischen Laien keine konkreten Handlungsanweisungen aufzeigen, sondern das Abwägen zwischen mehreren Optionen erleichtern (Vgl. Kasper, Heesen, Mühlhauser 2009; vgl. Klemperer et al. 2010). „Zu den anstehenden medizinischen Eingriffen müssen Wahrscheinlichkeiten zu Erfolg, Ausbleiben des Erfolgs und Schaden präsentiert werden..." (Mühlhauser, Meyer und Steckelberg 2010, S. 414), eine fehlende Evidenz muss offen gelegt werden. Alle Daten müssen unverzerrt dargestellt werden.

---

[7] IQWiG (2008): Allgemeine Methoden. Version 3.0, abrufbar unter:
https://www.iqwig.de/download/IQWiG_Methoden_Version_3_0.pdf (Zugriff am 02.01.2011);
Klemperer et al. (2010): Gute Praxis Gesundheitsinformation, abrufbar unter:
http://www.ebm-netzwerk.de/grundlagen/images/gpgi.pdf (Zugriff am 21.04.2011);
Koch, K., Mühlhauser, I. (2008): Kriterien zur Erstellung von Patienteninformationen zu Krebsfrüherkennungsuntersuchungen. Stellungnahme des Fachbereichs Patienteninformation des DNEbM e.V., abrufbar unter: http://www.ebm-netzwerk.de/netzwerkarbeit/images/stelungnahme_dnebm_080630.pdf (Zugriff am 02.01.2011);
Sänger, S. et al. (2006): Manual Patienteninformation – Empfehlungen zur Erstellung evidenzbasierter Patienteninformationen, abrufbar unter:
http://www.aezg.de/mdb/edocs/pdf/schriftenreihe/schriftenreihe25.pdf (Zugriff am 02.01.2011).

Wichtig ist jedoch, dass die Nutzer bei der Erstellung der Informationen einbezogen werden, damit die Angaben zu einer besseren Lesbarkeit und Verständlichkeit sowie einer höheren Relevanz für die Nutzer führen (Vgl. Büchter, Zschorlich und Waltering 2011; vgl. Mühlhauser, Meyer und Steckelberg 2010; vgl. Klemperer et al. 2010).

Steckelberg et al. veröffentlichten im Jahr 2005 eine Übersicht über Kriterien zur Entwicklung evidenzbasierter Patienteninformationen. Diese Übersicht stellt die in der Literatur benutzten und diskutierten Kriterien zusammen. Die Kriterien gliedern sich in drei Hauptthemen:

1. Welche Inhalte sollte eine evidenzbasierte Patienteninformation enthalten?

2. Wie sollten diese Inhalte dargestellt werden?

3. Wie sollte der Prozess der Informationserstellung gestaltet werden?

Zu 1. Um die Inhalte möglichst umfassend darzustellen, sollten bestimmte Anforderungen an Informationen und Metainformationen berücksichtigt werden. Außerdem ist es wichtig, dass die Qualität der wissenschaftlichen Beweislage (Evidenzgrad) an patientenrelevanten Endpunkten ausgerichtet ist, bzw. dass das Fehlen von Evidenz kommuniziert wird.

Anforderungen an Informationen sind zum Beispiel, dass über das Ziel der Maßnahme, die Prognose bei Nichtintervention, Behandlungsoptionen (inkl. Nichtbehandlung), Wahrscheinlichkeiten für Erfolg, Misserfolg und Nebenwirkungen der Maßnahme, Wahrscheinlichkeiten für falsch-negative/falsch-positive Ergebnisse, medizinische, psychosoziale oder finanzielle Folgen, die Planung des weiteren Vorgehens und Beratungs- und Unterstützungsangebote, informiert wird. Außerdem sollen die Informationen verständlich sein und Interessenkonflikte müssen offengelegt werden. Es sollte einen Hinweis auf ausreichende Zeit bei der Entscheidungsfindung geben und eine mögliche Ablehnung der Maßnahme darf kein Grund sein, die Information vorzuenthalten.

Anforderungen an Metainformationen sind beispielsweise die Angabe des Verfassers, Sponsoren, finanzielle Abhängigkeiten, Ziele der Publikation,

Informationsquellen und weitere Hinweise für diese, Aktualität der Information und Hinweise für Unterstützungsangebote/Selbsthilfegruppen.

Zu 2. Die Art und Weise wie Informationen dargestellt werden, beeinflusst das Verständnis und das Entscheidungsverhalten. Da es bei EBPI häufig um die Kommunikation von Ergebnissen wissenschaftlicher Studien geht, sollten die Erkenntnisse der Kommunikationspsychologie über die Darstellung von Zahlen berücksichtigt werden[8]. Weiterhin ist es wichtig, Risikoinformationen (z. B. Mortalität) nicht als alleinige Aussage im Text stehen zu lassen. Dies könnte den Leser beeinflussen oder zu einem bestimmten Verhalten überreden. Um die Information neutral zu halten, sollten Verlust und Gewinn nebeneinander dargestellt werden. Außerdem ist es wichtig, dass Risiken nicht ausschließlich sprachlich dargestellt werden, da dies häufig zu einer Überschätzung führen kann. Die Ergänzung durch angemessene grafische Darstellungen ist also sinnvoll. Das Layout der Information kann ausschlaggebend für das Verständnis der Information sein, da es das Lesen erleichtert. Die Berücksichtigung kultureller Besonderheiten und einer nicht-angsterregenden, bzw. nicht-bevormundenden Sprache ist ebenfalls ein wichtiger Bestandteil von EBPI.

Zu 3. Wichtig für den Erstellungsprozess von EBPI ist die Einbeziehung von Patientenbedürfnissen und –präferenzen. Daher sollten die Patienten bei der Informationserstellung mit einbezogen werden.

Empfehlungen von Sänger et al. 2006 sowie Klemperer et al. 2010 geben ebenfalls zahlreiche Hinweise für die Erstellung von evidenzbasierten Gesundheitsinformationen, die an dieser Stelle den Ausführungen von Steckelberg et al. 2005 angehängt werden sollen.

Sänger et al. ergänzt die soeben erwähnten Kriterien beispielsweise um die Nennung der Zielgruppe und der Angabe des Datums der nächsten Überarbeitung. Das Kriterium der Angabe zur Transparenz der eigenen Arbeit

---

[8] Hier einige Ausschnitte: Natürliche Häufigkeiten sollten immer mit Angabe der Bezugsgröße kommuniziert werden. Grundgesamtheiten sollten immer konstant bleiben. Graphisch dargestellte Risiken werden besser verstanden, als in Text- oder Zahlenform (Vgl. Gigerenzer und Edwards 2003; vgl. Fortin et al. 2001).

(Orientierung an Qualitätskriterien) wird ebenfalls zusätzlich erwähnt. Darüber hinaus fügt Sänger et al. die Beschreibung des natürlichen Krankheitsverlaufs und die Auswirkung der Behandlung auf die Lebensqualität der Patienten als wichtiges Kriterium für EBPI hinzu. Klemperer et al. ergänzt, dass die Informationen über die Behandlungsergebnisse eine Relevanz für die Patienten haben sollten.

Zusätzlich zu den soeben vorgestellten Kriterien ist die textbasierte Vermittlung von Wahrscheinlichkeiten eine zentrale Aufgabe bei der Erstellung von evidenzbasierten Gesundheitsinformationen. Es wurde bislang festgestellt, dass diese von den Nutzern häufig missverstanden oder überschätzt werden. Für diesen wichtigen Punkt gibt es bisher jedoch keine festgelegten Standards (Vgl. Kasper, Heesen, Mühlhauser 2009). Doch selbst Ärzte sind häufig überfordert mit dem Verständnis von Gesundheitsstatistiken und haben Schwierigkeiten sie den Patienten verständlich zu erklären (Vgl. Wegwarth und Gigerenzer 2011). Aus diesem Grund gibt es in der Literatur zahlreiche Hinweise, wie Zahlen dargestellt werden sollten.

Die Umsetzung der Kriterien für EBPI kann schwierig sein. „Evidenzen zur Wirksamkeit medizinischer Behandlungen werden meist in randomisiert-kontrollierten Studien gewonnen" (Kasper, Heesen und Mühlhauser 2009, S. 79). Oft ist aber die wissenschaftliche Beweislage über den Nutzen von medizinischen Maßnahmen wegen schlechter oder nicht vorhandener Studien nicht eindeutig genug. Dies führt dazu, dass die verständliche Vermittlung solch eines Sachverhalts für den Nutzer und Rezipienten der Information schwierig ist (Vgl. Kasper, Heesen und Mühlhauser 2009; vgl. Trevana et al. 2006; vgl. Schünemann et al. 2003). Eben diese Problematik wurde bereits 2010 in der Arbeit von Hirschberg diskutiert. Dies führte zu dem Ergebnis, dass „...neben einer Verbesserung der Risikokommunikation, auch Anleitungen bzw. Hinweise für den Leser zum Umgang mit Unsicherheiten und zur Übertragung der Studienergebnisse auf seine individuelle Situation..." (Hirschberg 2010, S. 78) integriert werden sollten. Daran lässt sich die besondere Bedeutung, der Bedürfnisberücksichtigung der Zielgruppe erahnen. Der Bedarf und die Ressourcen der Zielgruppe sollten bereits im „...Prozess der Erstellung [...] [der] Informationen [...] und über indikationsspezifische Kontextbedingungen einfließen" (Kasper, Heesen und Mühlhauser 2009, S. 78; vgl. Hirschberg 2010).

3.4 Gesundheitsinformationen des Instituts für Qualität und Wirtschaftlichkeit im Gesundheitswesen (IQWiG)

"The goal of IQWIG´s website is not to tell people what they should do, but rather, what they could do and how they could think about the potential advantages and disadvantages for themselves" (Bastian 2008, S. 552).

In diesem Kapitel soll erläutert werden, wie das IQWiG aufgebaut ist und aufgrund welcher Grundsätze es die soeben erläuterten evidenzbasierten Gesundheitsinformationen in ihre Institutsaufgaben einbezieht und zur Verfügung stellt.

3.4.1 Das IQWiG und sein Ressort Gesundheitsinformationen

Das Institut für Qualität und Wirtschaftlichkeit im Gesundheitswesen (IQWiG) wurde im Jahr 2004 im Zuge der Umsetzung des GKV-Modernisierungsgesetzes gegründet. Der Gemeinsame Bundesausschuss (G-BA) ist der Träger dieses fachlich unabhängigen, rechtsfähigen und wissenschaftlichen Instituts (Vgl. SGBV 2010; vgl. Bastian, Bühler und Sawicki 2009). Aufgabe des IQWiG ist es, „…die Vor- und Nachteile medizinischer Leistungen für Patienten […] objektiv zu überprüfen" (IQWiG 2010a). Das IQWiG wird vom G-BA oder Bundesgesundheitsministerium (BMG) beauftragt, unabhängige und evidenzbasierte Gutachten zu erstellen, die beispielsweise Arzneimittel, nichtmedikamentöse Behandlungsmethoden oder Behandlungsleitlinien beurteilen (Vgl. ebenda; vgl. Bastian, Bühler und Sawicki 2009). Darüber hinaus werden beim IQWiG jedoch auch allgemeinverständliche und frei zugängliche evidenzbasierte Gesundheitsinformationen für Bürger erstellt (Vgl. Knelangen et al. 2010). Diese werden ebenfalls im Auftrag durch den G-BA und das BMG, aber auch in Eigenregie angefertigt (Vgl. Bastian, Bühler und Sawicki 2009; vgl. Bastian, Waltering und Zschorlich 2010). Bis 2012 plant das IQWiG „…ein ausführliches evidenzbasiertes Informationsangebot aufzubauen, das die wichtigsten Gesundheitsthemen und häufigsten Fragen der Patienten abdeckt" (Bastian, Bühler und Sawicki 2009, S. 189).

Das IQWiG ist zum jetzigen Zeitpunkt in acht verschiedene Ressorts aufgeteilt (Vgl. IQWiG 2010b). Das Ressort „Gesundheitsinformation" hat dabei spezielle Ziele, die über die Verbreitung von Informationen über die Website www.gesundheitsinformation.de ermöglicht werden sollen (Vgl. Bastian, Bühler und Sawicki 2009).

- Bürgerinnen und Bürgern eine aktive und informierte Entscheidungsfindung bei gesundheitlichen Fragen ermöglichen,
- die kritische Nutzung gesundheitsbezogener Dienstleistungen fördern,
- das Wissen um die körperliche, psychische und emotionale Gesundheit verbessern,
- das Verständnis medizinischer und wissenschaftlicher Informationen verbessern und
- die Unterstützung der Patientinnen und Patienten durch ihre Familie und Freunde ermöglichen.

Dies lässt sich folgendermaßen zusammenfassen: Die Nutzer sollen qualitativ hochwertige Informationen erhalten, dadurch in ihrer Entscheidungsautonomie gestärkt werden und durch das Lesen der Informationen über die Qualität und Effizienz in der Gesundheitsversorgung sowie über Diagnostik und Therapie von Krankheiten in Kenntnis gesetzt werden.

Um diese Ziele erreichen zu können, wurde das Ressort „Gesundheitsinformation" mit verschiedenen Personen besetzt, die die Texte erstellen, bearbeiten und aktualisieren. Nähere Informationen zu diesem Bearbeitungsprozess werden in Kapitel 3.4.2 beschrieben.

3.4.2 Die Informationsprodukte und ihr Erstellungsprozess

Kurz nachdem das IQWiG im Jahr 2004 seine Arbeit aufnahm, wurde ein Sub-Komitee aus Patientenvertretern sowie Vertretern gesetzlicher Krankenkassen, Krankenhäuser und Ärzten gegründet, die die Methodik des Erstellungsprozesses der Gesundheitsinformationen entwickeln sollten (Vgl. Bastian 2008). Das IQWiG ist bestrebt, die Informationsbedürfnisse der Nutzer zu ermitteln und bei der Erstellung der Gesundheitsinformationen zu

berücksichtigen (Vgl. Knelangen et al. 2010). Daher erfolgt die Themenaus-
wahl laut Bastian, Bühler und Sawicki (2009) über...

- Umfragen und Untersuchungen zum Informationsbedarf in der Bevölkerung,

- Erfahrungen von anderen Informationsanbietern und Patientenberatungsstellen,

- Anfragen an die Beauftragte oder den Beauftragten der Bundesregie-
  rung für die Belange der Patienten,

- Nutzungsdaten und Themenvorschläge der Nutzer der IQWiG-
  Website www.gesundheitsinformation.de und

- Online-Umfragen des IQWiG.

Die Erstellung der Gesundheitsinformationen richtet sich nach der Definition
für evidenzbasierte Gesundheitsinformationen (Vgl. Bastian, Bühler und
Sawicki 2009), die bereits im Kapitel 3.3 beschrieben wurde. Die Informationsprodukte werden, wie in Abb. 3 dargestellt, auf der Basis von aktuellen
systematischen Übersichtsarbeiten erarbeitet. Es werden Recherchen „...zu
Ursachen, Prognosen, zur Diagnostik, zu Therapien und Nebenwirkungen
durchgeführt" (ebenda, S. 190). Das in der Abbildung zu sehende „Scoping"
dient dazu, die Information auf die Bereiche zu fokussieren, mit der sie sich
beschäftigen soll (Vgl. ebenda). Die anschließende Evidenzbewertung wird
anhand von festgelegten IQWiG-Methoden durchgeführt. Die Veröffent-
lichungen werden spätestens nach drei Jahren auf ihren Aktualisierungsbe-
darf geprüft.

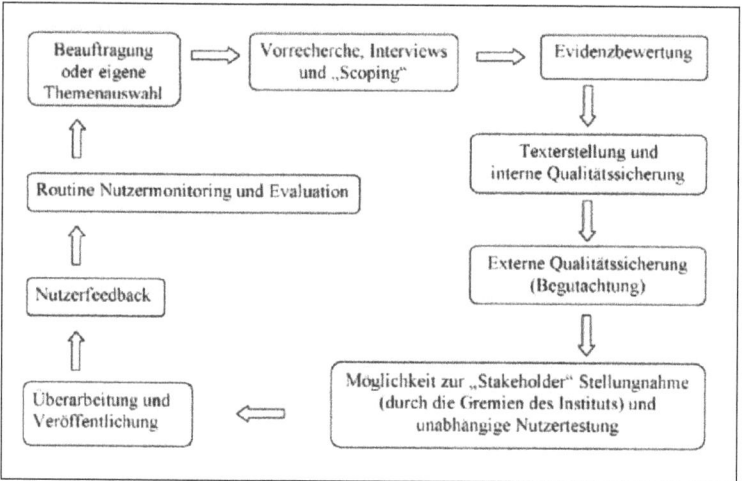

Abb. 3 Zyklus von Erstellung und Qualitätssicherung der Gesundheitsinformationen (Bastian, Bühler und Sawicki 2009, S. 191)

Das IQWiG bietet verschiedene Formate von Gesundheitsinformationen an, die zusammengenommen eine evidenzbasierte „Informationsplattform zur Gesundheit" bilden. Im Methodenpapier 2008 des IQWiG werden die verschiedenen Informationsformate näher erläutert. Sie gliedern sich in „Kernelemente", „Zusätzliche Elemente" und „Erfahrungsberichte". Zusammen sollen sie den Bedürfnissen verschiedener Adressaten gerecht werden, „...die über einen unterschiedlichen Informationsbedarf, unterschiedliche Lesefertigkeiten und unterschiedlich viel Zeit zum Lesen verfügen" (IQWiG 2008, S. 74).

Zu den Kernelementen gehören Informationsberichte, Merkblätter und Kurzantworten. Im folgenden Abschnitt wird jedoch nur auf die Merkblätter und Kurzantworten eingegangen, da diese in der durchgeführten Analyse dieser Arbeit wichtig sind.

Merkblätter ähneln konventionellen Patienteninformationen. Sie fassen die wichtigsten Aspekte einer Krankheit zusammen und sind ca. drei- bis sechsseitige leicht verständliche Informationen mit Bezug auf einen ausführlichen Informationsbericht des IQWiG oder auf wenige Quellen (Vgl. Büchter, Zschorlich und Waltering 2011; vgl. Seidel et al. 2009). „Die Merk-

46

blätter sind so abgefasst, dass sie für ein breiteres Publikum leicht verständlich sind. Auch hierbei spiegelt sich im Grad der Lesbarkeit der vermutete Gebrauch dieser Art von Informationen. Merkblätter können im Rahmen der Arzt-Patient-Konsultation eingesetzt werden und richten sich an all diejenigen, die an einem raschen Informationsüberblick interessiert sind" (IQWiG 2008, S. 75).

„Kurzantworten […] geben Antwort auf eine spezifische Fragestellung mit gesundheitsrelevantem Bezug" (Büchter, Zschorlich und Waltering 2011, S. 70). Es sind ca. dreiseitige Zusammenfassungen von z. B. systematischen Reviews, HTA-Berichten oder vom IQWiG erstellte Berichte (Vgl. IQWiG 2008). „Unter Kurzantworten kann man sich so etwas vorstellen wie wissenschaftlich fundierte FAQ (häufig gestellte Fragen). Deutsche Internetnutzer interessieren sich am meisten für Informationen zu den neuesten Forschungsergebnissen, und diese interessieren sie eventuell noch mehr als die Meinung von Experten. Die Kurzantworten bieten die Möglichkeit, die Evidenz aus hochwertigen wissenschaftlichen Studien in Deutschland besser zugänglich zu machen" (IQWiG 2008, S. 75).

Die Zusätzlichen Elemente sind Ergänzungen zu den Kernelementen. Sie sollen die Verständlichkeit der Kernaussagen verbessern und das Interesse daran steigern. Sie beinhalten beispielsweise erklärende Texte zu Organen oder Krankheitszeichen, Grafiken, Quizaufgaben, Entscheidungshilfen, usw. (Vgl. IQWiG 2008).

Zusammengenommen bilden die Kernelemente sowie die zusätzlichen Elemente ein evidenzbasiertes „Nachschlagewerk zur Gesundheit". Das IQWiG konzentriert sich vor allem auf die Publikation von Merkblättern und Kurzantworten, da durch verschiedene Studien bekannt wurde, dass sich deutsche Patienten vor allem in Bezug auf diagnostische Untersuchungen und deren Ergebnisse nicht hinreichend informiert fühlen (Vgl. IQWiG 2008).

Um die Methoden, die Qualität und Genauigkeit der Informationsangebote zu evaluieren, wurde das Ressort „Gesundheitsinformation" im Jahr 2008/2009 durch die Weltgesundheitsorganisation überprüft (Vgl. Bastian, Waltering und Zschorlich 2010; vgl. de Joncheere et al. 2010). Die Überprüfung kam zu dem Ergebnis, dass die Informationen relevant, objektiv und unabhängig sind und auch eine Quelle für andere Länder sein könnten (Vgl. IQWiG 2010c, vgl. de Joncheere et al. 2010). Es wurden jedoch auch Empfehlungen ausgesprochen. Unter anderem wurde angeregt, die Verbreitungsstrategien und die Öffentlichkeitsarbeit zu intensivieren, um die Website bekannter zu machen (Vgl. IQWiG 2010c).

Um die Qualitätssicherung der Informationen sicherzustellen, ist die Testung durch Nutzer ein wichtiger Teil im Erstellungsprozess. Sie gewährleistet, dass das Endprodukt von Patienten und ihren Angehörigen für lesbar, nützlich und akzeptabel befunden wird. Neben der internen Evaluation durch Experten sowie dem Routine-Monitoring der Website werden daher auch externe Evaluationen durch Nutzer durchgeführt, so z. B. die Nutzertestungen durch die Patientenuniversität an der MHH (Vgl. Seidel et al. 2009).

Die Beteiligung von Betroffenen an der Erstellung von Informationen erscheint insbesondere vor dem Hintergrund aktueller gesundheitspolitischer Entwicklungen (informierter Patient als eigenverantwortlicher Mitgestalter des individuellen Genesungsprozesses) als wichtig und notwendig. Sie kann die Relevanz und Verständlichkeit der Informationen steigern (Vgl. Isfort, Koneczny und Butzlaff 2006; vgl. Knelangen et al. 2010). Seit Beginn 2008 arbeitet das IQWiG daher mit der Patientenuniversität an der MHH zusammen. Nutzer, die durch die Patientenuniversität rekrutiert werden, testen die Gesundheitsinformationsprodukte vor ihrer Veröffentlichung auf ihre Lesbarkeit. Durch dieses Verfahren erhält das Institut wertvolles Feedback, anhand dessen sich Nützlichkeit und Akzeptanz der Gesundheitsinformationen optimieren lassen.

4. Nutzertestungen durch die Patientenuniversität der MHH

„Die Sichtweisen, Erfahrungen und Wünsche von Patienten in die Entwicklung von Gesundheitsinformationen einzubeziehen, ist bedeutsam" (Bastian et al. 2010, S. n. b.).

Die vorliegende Arbeit beschäftigt sich mit einer im Rahmen der Patientenuniversität durchgeführten Nutzertestung von Gesundheitsinformationen des IQWiG. Das folgende Kapitel gibt einen Überblick über die Methodik und den Projektrahmen der durchgeführten Nutzertestungen.

Die Patientenuniversität an der MHH wurde im Juni 2008 vom IQWIG mit der Aufgabe betraut, die vom IQWIG auf der Grundlage des § 139a Abs. 3 Nr. 6 SGBV erstellten Gesundheitsinformationen für Patienten und Bürger einer Nutzerbewertung zu unterziehen (Vgl. Seidel et al. 2009). Die verwendeten Daten in dieser Arbeit beziehen sich auf Wortprotokolle der Nutzertestungen und standardisierte Einzelbewertungen von insgesamt 63 Informationspaketen mit insgesamt 248 Informationsprodukten. Eine Aufstellung aller eingeflossenen Informationsprodukte und Bezeichnungen befindet sich in Anlage 3 dieser Arbeit. Detaillierte Beschreibungen zum Testprocedere sind in Kapitel 4.1 aufgeführt.

Die Nutzertestungen dienen dazu, Testleser beurteilen zu lassen, ob die Texte des IQWiG ihren Informationsbedarf aufgreifen. Außerdem wird getestet, ob sie als Laien die Informationen verstehen können, „…wie nützlich die Informationen für sie sind und welche weiteren Fragen sie gegebenenfalls an das Material haben" (Seidel et al. 2009, S. 6). Darüber hinaus werden die Darstellungsform der Texte (Sprache, Layout, Visualisierung etc.) und die Verständlichkeit der Inhalte bewertet (Vgl. Seidel et al. 2009).

4.1 Testprocedere und getestete Produkte

Für die Bewertung wurde ein abgestimmtes Testprocedere einschließlich der Erhebungsinstrumente entwickelt, die ein einheitliches Vorgehen bei der Testung der Produkte des IQWIG durch die Nutzer erlauben.

Die Testprodukte des IQWiG werden in regelmäßigen Abständen als Informationspaket zugesandt. Ein Informationspaket enthält in der Regel vier Gesundheitsinformationen. Die Themen und Textarten der Gesundheitsinformationen können hierbei variieren. Knapp die Hälfte aller bisher getesteten Texte (n = 248) beinhaltet Informationen zu speziellen Erkrankungen und Therapien (47,9 %), 21,4 % der Texte informieren zu allgemeinen Themen, 18,5 % der Texte über Erkrankungen und Medikamente, 10,9 % bezogen sich auf präventive Themen, 1,2% informieren zu Leitlinien. Die Themen pro Infopaket sind zum Teil unterschiedlich, ähnlich oder sogar zusammenhängend. Getestet wurden die Textarten „Merkblätter" (n = 73), „Kurzantworten" (n = 164) und „Zusätzliche Elemente" (n = 11).

Wenn die Patientenuniversität mit einer neuen Nutzertestung beauftragt wird, wählt sie fünf Bewerter aus, die insgesamt vier vom IQWIG ausgewählte und zu einem Informationspaket zusammengestellte Texte bearbeiten. Die Einladung zur Bewertung eines Informationspakets erfolgt telefonisch an die ausgewählten Personen ca. 8 Tage vor der geplanten Gruppendiskussion. Ist der Termin mit allen fünf Lesern abgesprochen, erhalten sie per Post das Informationspaket. Dazu stellt das IQWIG die zu testenden schriftlichen Produkte in einem definierten Layout zur Verfügung (hinreichend große Schrift, lesefreundlicher Zeilenabstand, genügend Rand für Bemerkungen) (Vgl. Seidel et al. 2009).

Die Bearbeitung beinhaltet das individuelle Lesen und gegebenenfalls schriftliche Kommentieren der Texte sowie die Teilnahme an einer moderierten Gruppendiskussion. Die Gruppendiskussion wird von einer erfahrenen Moderatorin geleitet. Nach einer Vorstellungsrunde werden die vier Gesundheitsinformationen des IQWiG einzeln bearbeitet. Die Teilnehmer erhalten eine Aufwandsentschädigung in Höhe von 60,00 €.

Da die Testleser durch die Kenntnis über die Institution, die die Texte erstellt, positiv oder negativ beeinflusst werden könnten, werden sie im Vorfeld nicht darüber informiert, wer die zu bewertende Informationen geschrieben hat. Diese Vorgehensweise vermeidet mögliche Verzerrungen bei den Bewertungen.

4.2 Methodik der Nutzertestung

Um die spontanen Eindrücke, Gedanken und Fragen die bei den Laien beim Lesen der Texte entstehen zu erfassen, wurde ein Methoden-Mix durchgeführt, der eine wertvolle Hilfe bei der Einschätzung der Wirkung der Informationen darstellt. Zunächst werden pro Text schriftliche Einzelbewertungen erhoben. Darauf folgen ebenfalls für jeden Text einzeln Gruppendiskussionen. Beide Methoden werden in den folgenden Kapiteln näher beschrieben.

4.2.1 Schriftliche Einzelbewertungen

Unmittelbar vor den Gruppendiskussionen wird jedem Testleser ein Fragebogen ausgehändigt. Der Testleser soll die jeweilige Gesundheitsinformation bezüglich ihrer Wirkung individuell einschätzen. Dadurch, dass die Beantwortung des Fragebogens vor den Gruppendiskussionen durchgeführt wird, werden die abgegeben Bewertungen nicht durch den Diskussionsprozess beeinflusst. Auf diesem Fragebogen (siehe Abb. 4) wird die „…Wirkung der Informationen auf einer fünfstufigen Likert-Skala mit den Ausprägungen „trifft voll zu", „trifft zu" „trifft teils/teils zu", „trifft wenig zu" und „trifft gar nicht zu" erfasst. Die Antwortmöglichkeiten bilden für jede Aussage den Grad der Zustimmung der befragten Person ab. Die Items wurden als positive oder negative Aussagen formuliert" (Seidel et al. 2009, S. 9).

Wirkung des Textes NT 08025: Gesundheitsinformation: Merkblatt Bettnässen bei Kindern und Jugendlichen

(1 = trifft voll zu, 5 = trifft gar nicht zu)

	Trifft voll zu				Trifft gar nicht zu
Ich habe etwas Neues gelernt.	1	2	3	4	5
Die Informationen im Text sind verwirrend.	1	2	3	4	5
Die Informationen im Text sind glaubwürdig.	1	2	3	4	5
Die Informationen geben mir ein Gefühl der Sicherheit im Umgang mit dem Thema.	1	2	3	4	5
Die Informationen im Text machen mich misstrauisch.	1	2	3	4	5
Die Informationen im Text erzeugen bei mir Zuversicht.	1	2	3	4	5
Die Informationen im Text machen mir Angst.	1	2	3	4	5
Die Informationen wecken mein Vertrauen in meine eigene Kompetenz, mit dem Thema umzugehen.	1	2	3	4	5
Die Informationen im Text fördern mein Vertrauen in die Medizin.	1	2	3	4	5
Der Text vermittelt den Eindruck, dass im Erkrankungsfall Hilfe möglich ist.	1	2	3	4	5

Abb. 4 Erhebungsinstrument zur Erfassung individueller Einschätzungen hinsichtlich der Wirkung der Informationen (aus Seidel et al. 2010)

4.2.2 Gruppendiskussionen

In der Studie werden qualitative Gruppendiskussionen unter Nutzung eines teilstrukturierten Leitfadens durchgeführt. Der theoretisch begründete Leitfaden (siehe Seite 38), soll das Gespräch strukturieren und die Redebeiträge fokussieren. Die Gruppen in den Diskussionsrunden wurden je nach Wunsch des Auftraggebers (IQWiG) zusammengesetzt. In der Regel handelte es sich jedoch um heterogene Gruppen (Geschlecht, Alter, Bildungsstand etc.). Die Teilnehmer kannten sich nicht, es war also ein loser Gruppenverband. Der Diskussionsverlauf wurde durch den Leitfaden formal strukturiert, zeichnete sich jedoch trotzdem durch seine Offenheit gegenüber abweichenden Meinungen oder Randbemerkungen aus. Die Diskussionsleiterin verhielt sich neutral. Die Gruppe bestand in der Regel aus fünf Personen, was in der Literatur als optimale Gruppengröße gesehen wird (Vgl. Lamnek 2005a).

Leitfaden für die Gruppendiskussion

Grundsätzliche Fragen zum Text

Welchen Eindruck haben Sie von dem Text?

Wissen und Verständnis

Was ist die zentrale Aussage/Botschaft des Textes?

Was haben Sie gelernt?

Was finden Sie interessant an der Information?

Wie verständlich ist der Text? (*Fremdwörter, Formulierungen, Schachtelsätze*)

Wie gut werden die Sachverhalte erklärt?

Welche aus Ihrer Sicht wichtigen Aspekte fehlen in dem Text? (*Fokussierte Information vs. Ausführlichkeit – wie bewerten die Leser das Verhältnis zwischen notwendiger Reduktion und offenen Fragen?*)

Welche Begriffe sollten im Glossar erläutert werden?

Verständlichkeit

Welchen Sprachstil hat der Text? (*z. B. freundlich, distanziert, belehrend, bevormundend?*)

Wie wirken die Zahlen im Text? Verdeutlichen die Zahlen den Sachverhalt?

Gliederung und Lesefluss

Wie schätzen Sie den Aufbau und die Struktur des Textes ein? (*z. B. Wie ansprechend ist der Text gestaltet, z. B. Verhältnis Text/Grafiken/Tabellen?*)

Weckt die Überschrift Interesse zum Weiterlesen?

Wird im Text das beantwortet, was in der Überschrift steht?

Ist das Thema interessant dargestellt?

Wird das Interesse zum Weiterlesen geweckt?

Wie schätzen Sie den Umfang ein?

Abschließende Bewertung

Weckt der Text bei Nichtbetroffenen Verständnis/Empathie für Erkrankte? Wird der Text dabei helfen, die Kommunikation mit Ärzten zu verbessern?

Wird der Text dabei helfen, die Kommunikation mit Familie und Freunden zu verbessern?

Würden Sie den Text weiterempfehlen?

Wie schätzen Sie die Glaubwürdigkeit des Erstellers der Informationen ein? Woran machen Sie das fest?

„Wichtig beim Einsatz der Methode ist, dass die Diskussion während ihres gesamten Verlaufs auf den Gegenstand „fokussiert" bleibt" (Bitzer und Dierks 1999 in Seidel et al. 2009; vgl. Schmitz et al. 2010). Daher sollte der Moderator die Teilnehmer immer im Rahmen der vorab formulierten Erkenntnisinteressen behalten (Vgl. Lamnek 2005a). Die Gruppeninteraktion kann auch Diskussionen behindern, wenn sich Meinungsführer herausbilden. Manche Teilnehmer sind dann weniger bereit, ihre Meinung frei zu äußern (Vgl. Geyer 2003). Es sollte folglich dezent, aber wirkungsvoll eine „Balance zwischen „Vielrednern" und „Schweigern" hergestellt werden, ohne dabei demotivierend auf die Teilnehmer zu wirken (Vgl. Bitzer und Dierks 1999). Der Moderator sollte zwar eine nondirektive Gesprächsführung bevorzugen, aber trotzdem darauf achten, dass die Diskussion nicht ausufert.

4.3 Aufbereitung der Ergebnisse für das IQWiG

Schriftliche Einzelbewertungen:

Die schriftlichen Einzelbewertungen der Texte und die ebenfalls erhobenen soziodemografischen Merkmale der Tester wurden in unterschiedlichen Datenbanken erfasst und anschließend mit dem Statistikpaket SPSS 18.0 ausgewertet. Die standardisierten Bewertungen der Tester werden anonymisiert und für die Dokumentation und Auswertung einer fortlaufenden Tester-ID zugeordnet. Die Ergebnisse werden für jede bewertete Gesundheitsinformation zusammenfassend in einer Grafik präsentiert (Beispiel siehe Anlage 1).

Gruppendiskussion:

Die Aussagen der Tester in den Gruppendiskussionen wurden mit einem MiniDisk-Gerät aufgezeichnet. „Dies erlaubte eine spätere Rekonstruktion der Gespräche und zudem die Dokumentation von Originalaussagen" (Seidel et al. 2009, S. 15).

Die Auswertung erfolgte auf der Basis von Wortprotokollen und der Audioaufzeichnungen. Es wurden lediglich Aussagen protokolliert, die eine Relevanz für das Forschungsthema darstellten. Abschweifende Gespräche wurden nicht berücksichtigt. Die Äußerungen der Tester wurden mit der vorab festgelegten Tester-ID den einzelnen Leitfragen des Leitfadens zugeordnet und systematisch aufgearbeitet. Die Aussagen der einzelnen Tester konnten also im Nachhinein zugeordnet werden und gegebenenfalls mit den vorab erhobenen soziodemografischen Angaben verknüpft werden. Sollte es in einigen Antwortszenarien in der Diskussion nur eine Gruppenmeinung geben, wird diese als zentrale Aussage den Leitfragen zugeordnet.

5. Methodik

In der vorliegenden Arbeit wurden zwei verschiedene Auswertungsmethoden angewendet. Die schriftlichen Einzelbewertungen wurden mit Hilfe der quantitativen Datenanalyse ausgewertet. Die Gruppendiskussionen wurden anhand eines am Material entwickelten Kategorienrasters zum Thema „Erhöhung der Gesundheitskompetenz" qualitativ ausgewertet.

5.1 Datenanalyse

5.1.1 Quantitative Datenanalyse

Für die Analyse wurden die auf einer fünfstufigen Skala erhobenen Bewertungen als intervallskaliert interpretiert (Vgl. Brosius, Koschel und Haas 2009). Daher war bei Gruppenvergleichen von 2 Gruppen ein t-Test für unabhängige Stichproben möglich. Bei möglicherweise ungleichen Varianzen (Levene-Test) in den Grundgesamtheiten wurde die von SPSS automatisch mitgelieferte t-Test-Modifikation genutzt. Bei Merkmalen mit mehr als zwei Untergruppen wurde zum Vergleich in der Regel eine einfaktorielle Anova durchgeführt. Auch hier wurden vorab die Gruppen auf Varianzgleichheit in der Grundgesamtheit getestet. Musste die Annahme einer Varianzgleichheit verworfen werden, so wurde statt einer Anova, der in der Literatur empfohlene Brown-Forsyth-Test genommen. Durchgängig wurde auf einem Niveau von $p = 0,05$ getestet.

5.1.2 Qualitative Inhaltsanalyse

Ergänzend zur quantitativen Auswertung der Bewertungen der Gesundheitsinformationen sollte in der vorliegenden Arbeit ein weiterer Fokus auf die inhaltliche Analyse der Gruppendiskussionen gelegt werden. Diese Analyseform wurde zusätzlich gewählt, um sich auch auf die Innenwelt der Forschungssubjekte einzulassen und deren Erfahrungen und Bedürfnisse zu erheben. Denn „...qualitative Forschung hat ihren Ausgangspunkt im Versuch eines vorrangig deutenden und sinnverstehenden Zugangs [...] und bemüht sich dabei, ein möglichst detailliertes und vollständiges Bild der zu erschließenden Wirklichkeitsausschnitte zu liefern" (v. Kardoff 1991, S. 3). Daher wurde die Analyse der Gruppendiskussionen gewählt, um herauszuarbeiten, welche konkreten Inhalte und Eigenschaften der Texte die Gesundheitskompetenz der Tester tatsächlich erhöhen oder lediglich beibehalten. Die Auswertung konzentriert sich ausschließlich auf die Aussagen der Nutzer, die bei der schriftlichen Einzelbewertung das Item „Informationen wecken Vertrauen in die eigene Kompetenz" entweder mit „trifft voll zu" oder mit „trifft gar nicht zu" bewertet haben. Hierfür wurden die in der SPSS-Datenbank gespeicherten Bewertungen „trifft voll zu" oder „trifft gar nicht zu" der einzelnen Tester aus allen Informationspaketen (IP)[9] herausgefiltert und konnten anschließend den entsprechenden Informationstexten des IQWiG zugeordnet werden. Die Bewertungen dieser Nutzer wurden ausgewählt, weil sie sich klar für eine Ausprägung dieses Items entschieden haben. Die Nutzer, die in ihrer Bewertung indifferent geblieben sind, wurden nicht integriert. Für die Auswertung standen folglich 239 Nutzerbewertungen für die Einschätzungen „trifft voll zu" (201 Bewertungen) und „trifft gar nicht zu" (38 Bewertungen) zur Verfügung.

Um einen besseren Überblick über die Durchführung der einzelnen Arbeitsschritte zu erhalten, bietet die folgende Abb. 5 eine grafische Übersicht.

---

[9] Informationspaket 1 bis 63

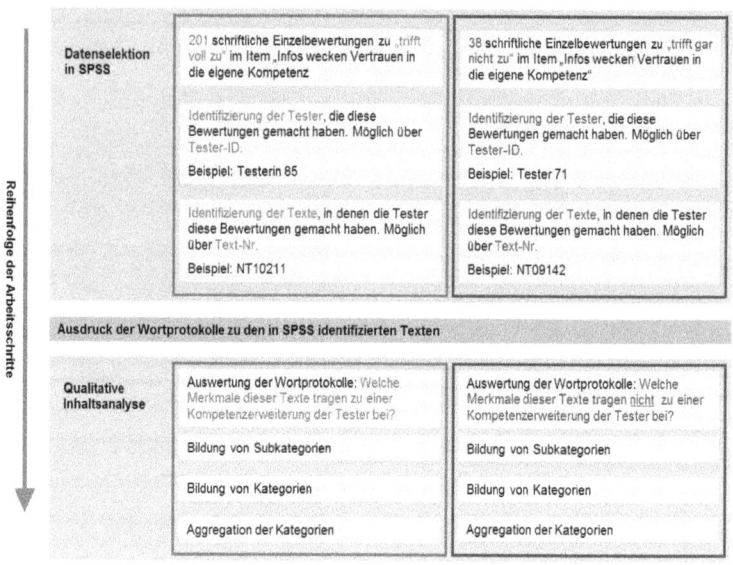

Reihenfolge der Arbeitsschritte

Datenselektion in SPSS	201 schriftliche Einzelbewertungen zu „trifft voll zu" im Item „Infos wecken Vertrauen in die eigene Kompetenz	38 schriftliche Einzelbewertungen zu „trifft gar nicht zu" im Item „Infos wecken Vertrauen in die eigene Kompetenz"
	Identifizierung der Tester, die diese Bewertungen gemacht haben. Möglich über Tester-ID.

Beispiel: Testerin 85 | Identifizierung der Tester, die diese Bewertungen gemacht haben. Möglich über Tester-ID.

Beispiel: Tester 71 |
| | Identifizierung der Texte, in denen die Tester diese Bewertungen gemacht haben. Möglich über Text-Nr.

Beispiel: NT10211 | Identifizierung der Texte, in denen die Tester diese Bewertungen gemacht haben. Möglich über Text-Nr.

Beispiel: NT09142 |
Ausdruck der Wortprotokolle zu den in SPSS identifizierten Texten		
Qualitative Inhaltsanalyse	Auswertung der Wortprotokolle: Welche Merkmale dieser Texte tragen zu einer Kompetenzerweiterung der Tester bei?	Auswertung der Wortprotokolle: Welche Merkmale dieser Texte tragen nicht zu einer Kompetenzerweiterung der Tester bei?
	Bildung von Subkategorien	Bildung von Subkategorien
	Bildung von Kategorien	Bildung von Kategorien
	Aggregation der Kategorien	Aggregation der Kategorien

Abb. 5 Reihenfolge der Arbeitsschritte bei der qualitativen Inhaltsanalyse (eigene Darstellung)

Für die qualitative Auswertung der Nutzerbewertungen wurde am Material ein Kategorienraster entwickelt und auf den soeben benannten Teil des Materials angewendet. Die Wortprotokolle (Beispiel in Anlage 3) wurden ohne genaue Kenntnis über die getesteten Informationen ausgewertet, um die Nutzerperspektive nicht mit der eigenen Bewertung zu vermischen. Bei der Analyse wurde der Fokus auf keine spezielle Textart gelegt. Es sollte bei der Analyse sogar darauf geachtet werden, ob bestimmte Textarten beson-dere Reaktionen im Bezug auf die Gesundheitskompetenz der Tester hervorrufen. Die auf dieser Grundlage herausgefilterten Transkriptionen der Gruppendiskussionen wurden dann auf Aussagen der Tester untersucht, die sich inhaltlich auf eine Erhöhung oder Nichterhöhung ihrer Gesundheits-kompetenz bezogen haben. Da der Leitfaden für die Gruppendiskussionen keine spezifische Frage zur Erhöhung der Gesundheitskompetenz durch die Texte beinhaltet, wurden die entsprechend herausgefilterten Transkriptionen im Ganzen analysiert.

Um einen Zugang zu der Sichtweise der Nutzer zu gewinnen, wurde mit Elementen theoretischer Kodierverfahren sowie inhaltsanalytischer Techniken gearbeitet. Für die Auswertung der Interviews wurde das Verfahren der qualitativen Inhaltsanalyse nach Mayring gewählt. Es stellt „…eine Anleitung zum regelgeleiteten, intersubjektiv nachvollziehbaren Durcharbeiten umfangreichen Textmaterials…" (Bortz und Döring 2006, S. 331f) dar und ist daher für diese Arbeit geeignet. Es hat zum Vorteil, dass große Textmengen reduziert werden können und eine Übersichtlichkeit aufgrund eines einheitlichen Kategorienschemas hergestellt werden kann (Vgl. Flick 2003). Das Material wird mit Hilfe der Technik der inhaltsanalytischen Zusammenfassung schrittweise analysiert und die Interviewpassagen in Kategoriensysteme zerlegt, die aus dem Textmaterial entstehen (Vgl. Mayring 2002). Die Kategorien werden vorher nicht durch ein festgelegtes Selektionskriterium gebildet. Sie sind induktive Elemente, die aus der Struktur des Textmaterials entstehen. Geeignete Textstellen werden in einer ersten Reduktion mit Hilfe der Paraphrasierung einer passenden Kategorie zugeordnet und subsumiert. Dabei werden ausschmückende Redewendungen und wenig relevante Textpassagen gestrichen (Vgl. Bortz und Döring 2006; vgl. Flick 2003). Werden Textstellen gefunden, die zu den bereits „…gebildeten Kategorien nicht pass[en], so wird eine neue Kategorie induktiv, aus dem spezifischen Material heraus formuliert…" (Mayring 2002, S. 117). Bei diesem „offenen" Analyseschritt ergaben sich viele differenzierte Meinungen und Einstellungen, die sich sowohl auf Inhalte als auch auf strukturelle Elemente der Texte bezogen. In der 2. Reduktion werden diese textnahen Paraphrasen gebündelt und verallgemeinert (Generalisierung) (Vgl. Flick 2003; vgl. Bortz und Döring 2006). Hierdurch entstanden Subkategorien und Kategorien.

Das Kategoriensystem wird anschließend bei der Interpretation der Interviews genutzt, um auf die Fragestellung dieser Arbeit und die dahinterliegende Theorie einzugehen (Vgl. Flick 2007; vgl. Lamnek 2005).

Um dieses Verfahren an einem Beispiel zu verdeutlichen, wird eine Textstelle aus den ausgewählten Interviewtranskriptionen genutzt. Folgendes Zitat einer Testerin zum Text „NT08060: Kurzantwort: Migräne bei Kindern und

Jugendlichen: Können Medikamente oder pflanzliche Mittel helfen, Migräneattacken vorzubeugen?" wurde für die Untersuchung ausgewählt:

„Dass es keine allgemeine Sicherheit gibt, dass, wenn man die Sachen nimmt, auch wenn sie pflanzlich sind, dass es auch wirklich wirkt. Man hat keine Garantie." (Testerin 85)

Diese Textstelle wurde der Subkategorie *allgemeine Aufklärung über ein Thema* zugeordnet. Gemeinsam mit der Subkategorie *Übersicht/Einstieg in ein Thema* entsteht die übergeordnete Kategorie *gute Übersicht*.

5.2 Teilnehmer

Die Teilnehmer an den Nutzertestungen wurden in der Regel aus dem Datenbestand der Patientenuniversität rekrutiert. In den Veranstaltungen der Patientenuniversität hatten die Gäste die Möglichkeit, sich als Teilnehmer an den Nutzertestungen registrieren zu lassen und wurden in eine entsprechende Datenbank aufgenommen. In dieser Datenbank wurden soziodemografische Merkmale der Interessenten gespeichert, so dass sie je nach erwünschter Geschlechts-, Altersverteilung oder Erkrankungsart, die für das jeweilige Informationspaket notwendig waren, ausgewählt werden konnten. Zurzeit verfügt die Patientenuniversität über einen Adressenpool von 328 registrierten Interessenten (überwiegend Teilnehmer an den Veranstaltungen der Patientenuniversität) (Vgl. Seidel et al. 2009). Auch Aushänge in Krankenhäusern, Arztpraxen, Aufrufe in lokalen Anzeigenblättern oder im Newsletter der Patientenuniversität (siehe Anlage 2), halfen, Teilnehmer für die Nutzertestungen zu gewinnen. „In der Regel galt, dass jeder Tester nur einmal zu einem Bewertungsprozess eingeladen wurde. In den Fällen, in denen das IQWiG jedoch spezielle Anforderungen an die Tester formuliert hatte (Geschlecht, Alter, Krankheitserfahrungen), wurden in Ausnahmefällen Tester auch ein zweites oder drittes Mal eingeladen" (Seidel et al. 2009, S. 29).

Von Juni 2008 bis Juli 2010 wurden 63 Informationspakete des IQWiG von 255 Testern beurteilt. Pro Gruppendiskussion haben in der Regel fünf Tester teilgenommen. In den Gruppen waren überwiegend drei Frauen und zwei

Männer vertreten. Von den 255 Testern haben 13,3% zweimal und 1,2% dreimal an den Gruppendiskussionen teilgenommen.

Die Teilnehmer an den Nutzertestungen waren bei einer Altersspanne von 13 bis 82 Jahren im Mittel 50 Jahre alt. Die Tester gehörten zu 96,5% der deutschen Nationalität an. Weitere Nationalitäten (z. B. kroatisch, italienisch, britisch, usw.) machten einen geringen Anteil aus. 54,1% der Teilnehmer haben einen hohen Bildungsgrad.[10] In den soziodemografischen Daten der Tester wurde ebenfalls das Vorliegen einer Erkrankung vermerkt. In dieser Kategorie waren 37,2% der Teilnehmer mit einer chronischen Erkrankung registriert und 9,1% waren Mitglied in einer Selbsthilfegruppe.

In Tab. 2 sind die erhobenen soziodemografischen Merkmale der Tester aus den Infopaketen 1 bis 63 nach Geschlechtern getrennt aufgeführt.

---

[10] Fachhochschul- und Hochschulreife

Tab. 2: Merkmale der Tester (N = 255)

Merkmal (N = 255)	Frauen	Männer
Prozentuale Verteilung	65,5 %	34,5%
Alter	48,2 Jahre (MW) 50 Jahre (Median) 13 – 82 Jahre	53,6 Jahre (MW) 61 Jahre (Median) 15 – 79 Jahre
Nationalität		
Deutsch	96,4%	96,6%
kroatisch	0,6%	2,3 %
togdisch		1,1%
slowakisch	0,6%	
dänisch	0,6%	
italienisch	0,6%	
ukrainisch	0,6%	
britisch	0,6 %	
Bildungsstand		
(noch) kein Schulabschluss	9,6%	4,5%
Haupt-/Volksschule/polytech. Oberschule	9,0%	6,8%
Realschule	23,4%	14,8 %
Fachschulabschluss	8,4%	9,1%
Abitur /Fachabitur	24,6%	13,6%
(Fach-)Hochschulstudium	24,0%	51,1%
Anderer Abschluss	1,2%	-
Berufsgruppe		
Hausfrau/-mann	9,0%	1,1%
Angestellte(r)	56,3%	47,7%
Arbeiter(in)	0,6%	1,1%
Selbstständige(r)	9,0%	5,7%
Beamtin/Beamter	3,0%	22,7%
Schüler(in)/Auszubildende(r)	14,4%	9,1%
Student(in)	4,2%	5,7%
Sonstiges	3,6%	6,8%
Weitere Merkmale		
Chronisch erkrankt	34,7%	42,0%
Mitglied Selbsthilfegruppe	6,6%	13,6%

6. Ergebnisse

6.1 Quantitative Auswertung der Einzelbewertungen

Die quantitative Datenauswertung in dieser Arbeit soll aufzeigen, ob sozio-demografische Faktoren sowie Krankheitserfahrungen oder der persönliche Bezug zu einem Thema die Wirkung von Gesundheitsinformationen beeinflussen.

Für 248 von 252 Produkten liegen standardisierte Einzelbewertungen vor. Die Bewertungen für die vier Texte aus Infopaket 2 (NT08006, NT08007, NT08008 und NT08009) gehen nicht in die Auswertungen ein, da sie mit der ersten Version des Erhebungsinstrumentes erfasst wurden, und deshalb nicht mit den späteren Angaben vergleichbar sind. 199 Produkte wurden von je fünf Testlesern bewertet, 37 Produkte von 4 Testlesern und 12 Produkte von je drei Testlesern. Die folgende Abb. 6 gibt einen Gesamtüberblick über die Wirkung aller getesteten Produkte.

Bei der Interpretation der Grafiken ist zu beachten, dass für die kritischen Aspekte (Angst, Misstrauen und Verwirrung) der „gewünschte Wert" gegen 1 tendieren sollte, bei den positiven Aspekten (Zuversicht, Vertrauen, Sicherheit, Glaubwürdigkeit etc.) gegen 5.

6.1.1 Wirkungen der Gesundheitsinformationen insgesamt

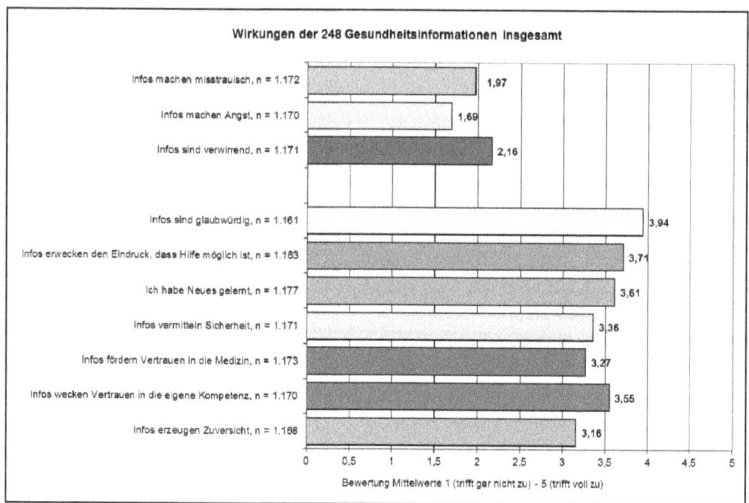

Abb. 6 Wirkungen der 248 Gesundheitsinformationen insgesamt

Am besten bewertet wird die Glaubwürdigkeit der Informationen, gefolgt von der Einschätzung, dass die Informationen den Eindruck erwecken, dass Hilfe beim Umgang mit dem Gesundheitsthema möglich ist. Das Item „Infos wecken Vertrauen in die eigene Kompetenz", was als Leitthema dieser Arbeit gilt, hat bei der Bewertung den vierthöchsten Mittelwert erhalten.

Um die exakte Verteilung der Bewertungen darzustellen, gibt die nachfolgende Tab. 3 eine Übersicht. Die Bewertungen werden in einem ersten Schritt für die positiv assoziierten Items (Infos sind glaubwürdig, Infos erwecken den Eindruck, dass Hilfe möglich ist, ich habe Neues gelernt, Infos vermitteln Sicherheit, Infos fördern Vertrauen in die Medizin, Infos wecken Vertrauen in die eigene Kompetenz, Infos erzeugen Zuversicht) differenziert nach Geschlecht und als Häufigkeitsverteilung in Prozent dargestellt.

Tab. 3 Bewertung der Texte (positiv formulierte Items), differenziert nach Geschlecht

	Nenn-ungen	Trifft voll zu in %		Trifft ziemlich zu in %		Trifft teils teils zu in %		Trifft weniger zu in %		Trifft gar nicht zu in %	
		Mann	Frau	Mann	Frau	Mann	Frau	Mann	Frau	Mann	Frau
Infos sind glaubwürdig	1161	22,9	31,6	49,0	48,0	17,8	12,3	9,0	6,4	1,3	1,8
Infos erwecken Eindruck, dass Hilfe möglich ist	1163	18,3	25,1	49,6	37,8	20,1	24,0	8,8	8,6	3,3	4,5
Ich habe Neues gelernt	1177	26,1	27,2	37,3	31,5	22,1	20,3	10,0	12,5	4,5	8,5
Infos vermitteln Sicherheit	1171	8,5	15,3	37,0	36,2	34,8	28,0	14,3	14,1	5,5	6,4
Infos fördern Vertrauen in die Medizin	1173	8,5	11,2	33,8	28,4	38,8	41,3	13,8	14,7	5,0	4,3
Infos wecken Vertrauen in eigene Kompetenz	1170	8,8	21,6	41,5	36,1	34,8	29,5	11,5	9,7	3,5	3,1
Infos erzeugen Zuversicht	1168	7,3	11,6	28,1	24,9	40,5	34,7	18,6	15,0	5,5	13,9

Aus Tab. 3 wird ersichtlich, dass die Bewertungen der Testleser nicht mehrheitlich auf die besten („trifft voll zu") oder schlechtesten („trifft gar nicht zu") Werte entfallen, sondern sich in den Bereichen „trifft eher zu" und „trifft ziemlich zu" häufen. Die Testleser nutzen die Extremausprägungen nicht. Auch bei dem Item „Infos wecken Vertrauen in die eigene Kompetenz" stellt sich die Ausprägung der Werte ähnlich dar. Die Geschlechtsverteilung der Bewertungen in diesem Item lässt jedoch vermuten, dass Frauen eher das Vertrauen in ihre eigene Kompetenz wecken können, als Männer.

In der Gesamtbetrachtung bewerten Frauen und Männer in nahezu gleicher Ausprägung gehäuft im Bereich „trifft eher zu". Lediglich die Items „Infos fördern Vertrauen in die Medizin" und „Infos erzeugen Zuversicht" werden von beiden Geschlechtern im Bereich „trifft teils teils zu" bewertet.

Um herauszufinden, ob das Geschlecht bei der unterschiedlichen Bewertung der Wirkungen eine Auswirkung hat, wird im folgenden Kapitel eine Auswertung mithilfe von Mittelwertvergleichen vorgenommen.

6.1.2 Textbewertungen differenziert nach Geschlecht

Im Rahmen der geschlechtsspezifischen Auswertung der verschiedenen Themengebiete wird ersichtlich, dass das Geschlecht durchaus einen entscheidenden Faktor bei den Bewertungen der Texte darstellt (Abb. 7).

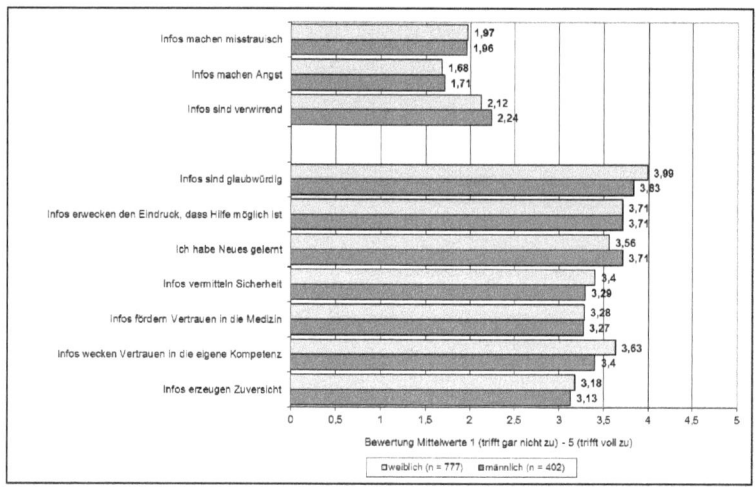

Abb. 7: Auswirkung des Geschlechts der Tester auf die Bewertung der Texte

Mit Hilfe des T-Tests wurden die Unterschiede bei den Bewertungen auf Signifikanz überprüft. Signifikante Unterschiede zwischen Männern und Frauen zeigten sich bei den Kategorien „Glaubwürdigkeit der Informationen" ($p = 0,005$, KI: 0,049 bis 0,269), „Neues gelernt" ($p = 0,044$, KI: -0,281 bis -0,004) und „Vertrauen in die eigene Kompetenz" ($p = 0,000$, KI: 0,108 bis 0,347).

Der Mittelwert des Items „Infos wecken Vertrauen in die eigene Kompetenz" ist bei den weiblichen Testleserinnen deutlich erhöht. Es ist zu vermuten, dass Frauen durch die Informationstexte einen höheren Zugewinn beim Vertrauen in die eigene Kompetenz haben. Sie gehen jedoch im inhaltlichen Bereich kritischer als die Männer mit den Texten um. Männer sind zum Beispiel eher der Ansicht, dass sie durch die Texte etwas Neues gelernt haben. Dagegen schenken weniger Männer als Frauen den Texten Glaubwürdigkeit.

66

6.1.3 Textbewertungen differenziert nach dem Vorliegen einer Erkrankung

Den Zusammenhang zwischen einer chronischen Erkrankung der Testleser und deren Bewertungen zeigt Abb. 8.

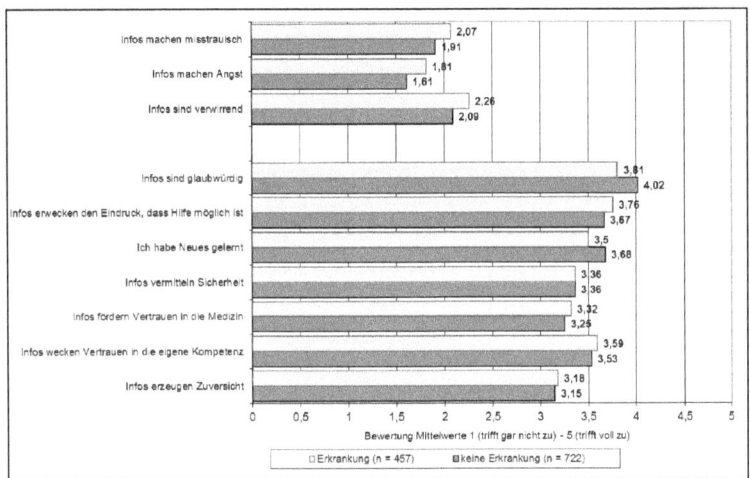

Abb. 8 Auswirkung einer Erkrankung der Tester auf die Bewertung der Texte

Chronisch kranke Testleser gehen kritischer mit den Texten um, als ihre gesunden Mitbewerter. Die negativen Wirkungen der Textinhalte (Infos machen misstrauisch, Infos machen Angst, Infos sind verwirrend) werden von den erkrankten Testlesern signifikant stärker erfahren als von den nichterkrankten Lesern. So ergibt sich für die Items „Infos machen misstrauisch" ein p-Wert von 0,011 (KI: -0,287 bis -0,038), „Infos machen Angst" ein p-Wert von 0,000 (KI: -0,314 bis -0,091) und „Infos sind verwirrend" ein p-Wert von 0,012 (KI: -0,296 bis -0,037).

Ein weiterer signifikanter Unterschied der Bewertungen zeigt sich bei dem Item „Ich habe Neues gelernt" (p = 0,011, KI: 0,042 bis 0,323). Hier geben die nichterkrankten Testleser eine bessere Bewertung ab, was vermutlich an ihrer geringeren Auseinandersetzung mit verschiedenen Gesundheitsthemen aufgrund ihrer mangelnden Betroffenheit liegt.

Erkrankte Testleser haben ebenfalls ein minimal stärker ausgeprägtes Vertrauen in die eigene Kompetenz entwickelt. Es kann also davon ausgegangen werden, dass sie durch die Texte einen inhaltlichen Zugewinn erhalten, der ihnen im Umgang mit ihrer Erkrankung hilft.

6.1.4 Textbewertungen differenziert nach der Mitgliedschaft in einer Selbsthilfegruppe

Unterschiedliche Bewertungen der Texte könnten auch damit zusammenhängen, dass die Tester Mitglied in einer Selbsthilfegruppe sind (Abb. 9), dabei stellen diese Personen eine Untergruppe der chronisch erkrankten Personen dar.

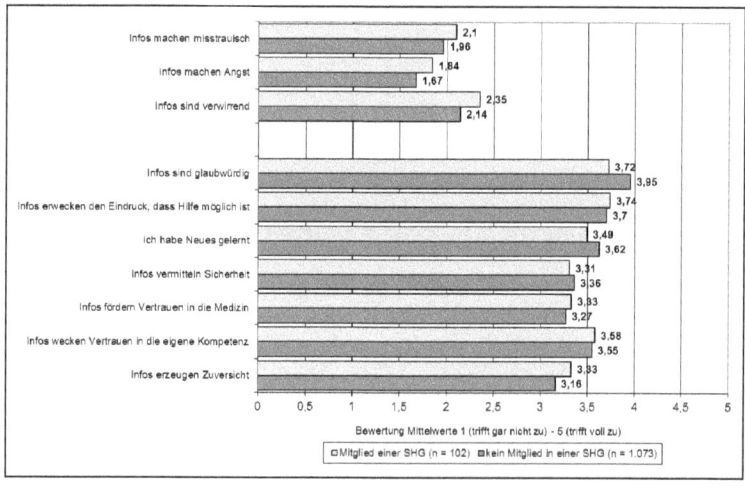

Abb. 9 Auswirkung der Mitgliedschaft der Tester in einer Selbsthilfegruppe auf die Bewertung der Texte

Die Grafik verdeutlicht, dass Mitglieder von Selbsthilfegruppen häufiger den Eindruck haben, dass die Informationen sie misstrauisch machen, angsterzeugend und verwirrend sind.

Der T-Test auf Signifikanz ergab jedoch, dass lediglich die Unterschiede der Bewertungen in der Kategorie „Infos sind glaubwürdig" einen signifikanten Wert (p = 0,035, KI: 0,018 bis 0,460) aufweisen. In dieser Kategorie finden die Testleser, die kein Mitglied einer Selbsthilfegruppe sind, dass die Informationen glaubwürdiger sind.

Zwischen Mitgliedern und Nichtmitgliedern von Selbsthilfegruppen ist kein Unterschied bei der Bewertung des Items „Infos wecken Vertrauen in die eigene Kompetenz" feststellbar.

6.1.5 Textbewertungen differenziert nach Altersgruppen

Ob jüngere Tester anders bewerten als ihre älteren Mitbewerter, zeigt Abb. 10.

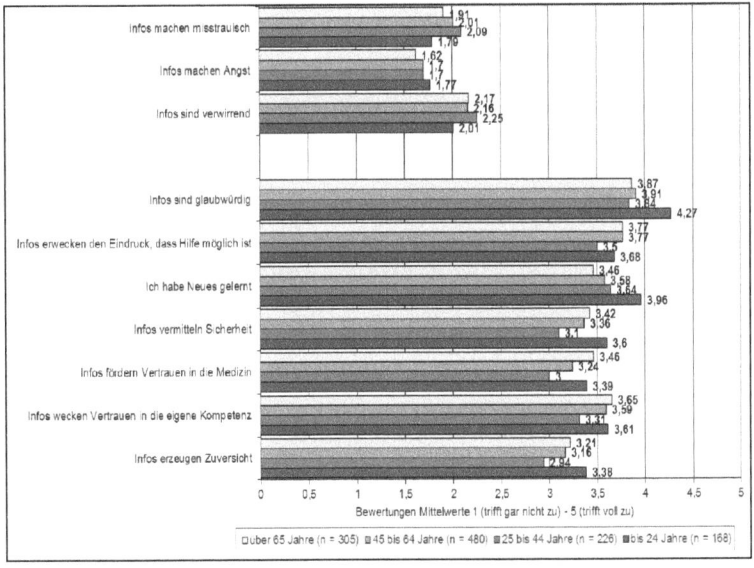

Abb. 10 Zusammenhang zwischen dem Alter der Tester und der Bewertung der Texte

Statistisch signifikante Unterschiede zeigen sich bei folgenden Aussagen und zwischen folgenden Gruppen (Tab. 4).

Tab. 4 Signifikante Unterschiede in der Bewertung der Tester, differenziert nach Altersgruppen

Aussage	Unterschied zwischen Altersgruppe ...	und Altersgruppe ...	P-Wert
Infos machen misstrauisch	... bis 24 Jahre	... zwischen 25 – 44 Jahre	p = 0,045
Infos sind glaubwürdig	... bis 24 Jahre	... zwischen 25 – 44 Jahre	p = 0,000
		... 45 – 64 Jahre	p = 0,000
		... 65 Jahre und älter	p = 0,000
Infos erwecken den Eindruck, dass Hilfe möglich ist	... 25 bis 44 Jahre	... 45 – 64 Jahre	p = 0,020
		... 65 Jahre und älter	p = 0,032
Ich habe Neues gelernt	... bis 24 Jahre	... 45 – 64 Jahre	p = 0,006
		... 65 Jahre und älter	p = 0,000
Infos vermitteln Sicherheit	... 25 bis 44 Jahre	... 45 – 64 Jahre	p = 0,000
		... 65 Jahre und älter	p = 0,025
			p = 0,011
Infos fördern Vertrauen in die Medizin	... bis 24 Jahre	... 25 bis 44 Jahre4	p = 0,002
	... 25 bis 44-Jahre	... 45 bis 64 Jahre	p = 0,025
	... 45 – 64 Jahre	... 65 Jahre und älter	p = 0,028
Infos wecken Vertrauen in die eigene Kompetenz	... 25 bis 44 Jahre	... unter 25 Jahren	p = 0,031
		... 45 bis 64 Jahre	p = 0,006
		... 65 Jahre und älter	p = 0,001
Infos erzeugen Zuversicht	... bis 24 Jahre	... 25 – 44 Jahre	p = 0,001
	... 25 – 44 Jahre	... 65 Jahre und älter	p = 0,034

Alle weiteren Unterschiede in den Bewertungen der einzelnen Kategorien sind nicht statistisch signifikant.

Zusammenfassend kann festgestellt werden, dass die jüngeren Testleser (bis 24 Jahre) weniger misstrauisch mit den Textinhalten umgehen, eher den Eindruck gewinnen etwas Neues zu erlernen und den Texten darüber hinaus mehr Glaubwürdigkeit schenken als ihre älteren Mitbewerter.

Die mittlere Altersgruppe (25-44 Jahre) kann als die kritischste Bewertergruppe angesehen werden. Die Tester in diesem Alter stufen die Items mit einer negativen Assoziation (Infos machen misstrauisch, Infos machen Angst, Infos sind verwirrend) höher ein und bewerten alle übrigen Items verhältnismäßig kritischer als die anderen Altersgruppen.

Die Texte rufen bei der mittleren Altersgruppe am wenigsten Vertrauen in die eigene Kompetenz hervor. Es kann also davon ausgegangen werden, dass die jüngeren Testleser (bis 24 Jahre) und die älteren Testleser (ab 45

Jahren), stärker im Bereich der Kompetenzentwicklung von den Texten profitieren können.

6.1.6 Textbewertungen differenziert nach dem Bildungsgrad

Eine weitere Einflussvariable auf die Bewertung kann der Bildungsgrad der Testleser sein (Abb. 11). Dazu wurde der Bildungsgrad wie folgt zusammengefasst:

Dem niedrigen Bildungsgrad wurden Testleser mit keinem Schulabschluss, einen Haupt-/Volksschulabschluss oder dem Abschluss einer polytechnischen Oberschule zugeordnet. Zum mittleren Bildungsgrad gehören Abschlüsse auf der Realschule oder Fachschule, der hohe Bildungsgrad beinhaltet das Abitur, Fachabitur, die Fachhochschulreife und Hochschulabschlüsse. Testleser, die im Fragebogen „Anderer Abschluss" angekreuzt haben, wurden aus der Analyse ausgeschlossen.

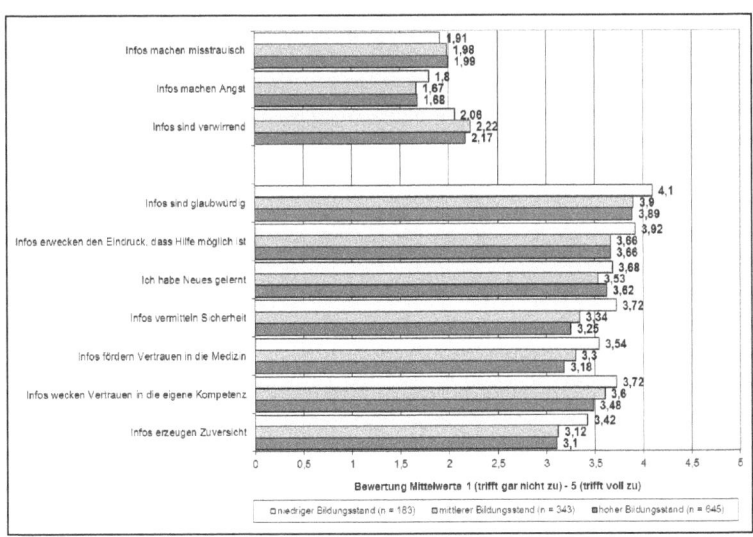

Abb. 11 Zusammenhang zwischen dem Bildungsgrad der Tester und der Bewertung der Texte

Statistisch signifikante Unterschiede zeigen sich bei folgenden Aussagen und zwischen folgenden Gruppen (

Tab. 5).

Tab. 5 Signifikante Unterschiede in der Bewertung der Tester, differenziert nach Altersgruppen

Aussage	Unterschied zwischen Bildungsgrad...	und Bildungsgrad...	P-Wert
Infos sind glaubwürdig	... niedrig	... hoch	p = 0,028
Infos erwecken den Eindruck, dass Hilfe möglich ist	... niedrig	... mittel	p = 0,026
		... hoch	p = 0,014
Infos vermitteln Sicherheit	... niedrig	... mittel	p = 0,001
	... niedrig	... hoch	p = 0,000
Infos fördern Vertrauen in die Medizin	... niedrig	... mittel	p = 0,026
	... niedrig	... hoch	p = 0,000
Infos wecken Vertrauen in die eigene Kompetenz	... niedrig	... hoch	p = 0,017
Infos erzeugen Zuversicht	... niedrig	... mittel	p = 0,008
	... niedrig	... hoch	p = 0,002

Zusammenfassend lässt sich feststellen, dass die Testleser, die einen niedrigen Bildungsgrad haben, weniger kritische Bewertungen abgeben als ihre Mitbewerter aus den höheren Bildungsschichten.

Bei der Bewertung des Items „Infos wecken Vertrauen in die eigene Kompetenz" wird ersichtlich, dass niedrige Bildungsschichten höhere Bewertungen abgeben und dadurch ihre Gesundheitskompetenz in einem vergleichsweise deutlich höheren Maße verbessern können. Andererseits besteht die Möglichkeit, dass diese Lesergruppe unreflektierter mit den Inhalten der getesteten Texte umgeht. Diese Tester empfinden eine stärkere Zuversicht und Sicherheit nach dem Lesen der Texte und schenken ihnen eine höhere Glaubwürdigkeit als die anderen Tester.

6.1.7 Textbewertungen differenziert nach Berufsgruppen

Im Folgenden wird der Einfluss eines weiteren Faktors der soziodemografischen Eigenschaften auf die Bewertungen der Texte dargestellt - die Zugehörigkeit zu einer Berufsgruppe. Dazu wurden sechs Gruppen gebildet: Hausfrau/-mann, Angestellte/r, Arbeiter/in, Selbstständige/r, Beamte/r, in Ausbildung (Schüler, Studenten, Auszubildende). Die Ergebnisse zeigen Abb. 12 und Abb. 13.

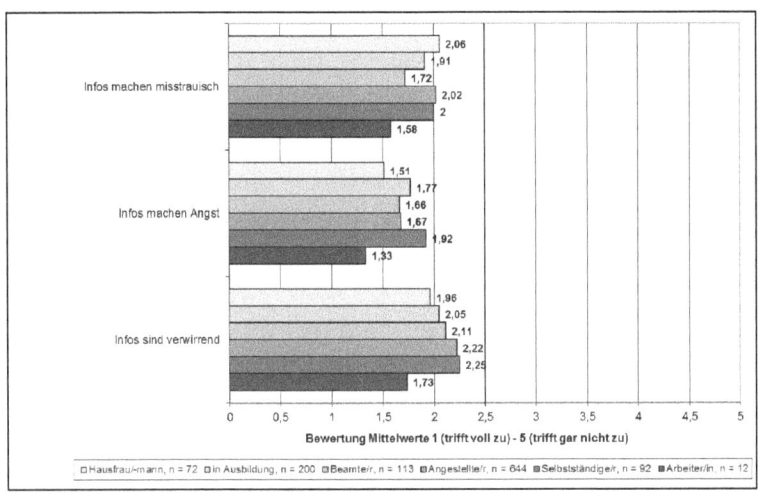

Abb. 12 Zusammenhang zwischen der Berufsgruppe der Tester und der Bewertung der Texte, Items mit kritischer Ausrichtung

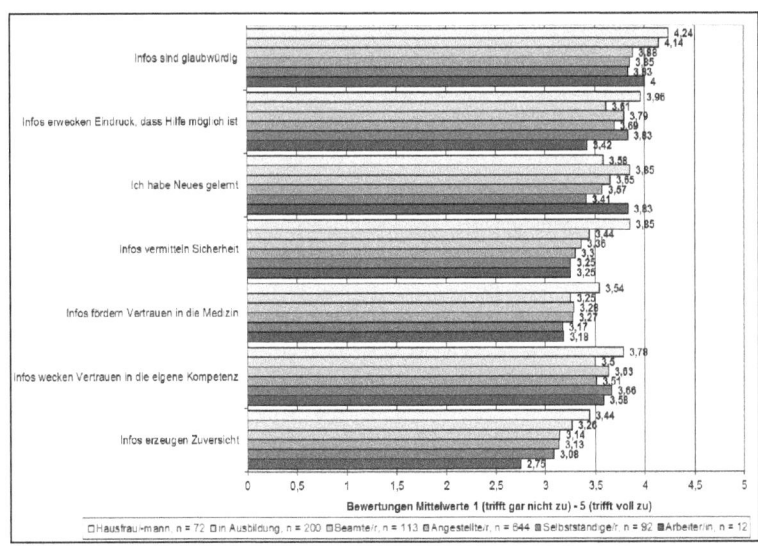

Abb. 13 Zusammenhang zwischen der Berufsgruppe der Tester und der Bewertung der Texte, Items mit positiver Ausrichtung

Statistisch signifikante Unterschiede zeigen sich bei folgenden Aussagen und zwischen folgenden Gruppen (Tab. 6).

Tab. 6 Signifikante Unterschiede in der Bewertung der Tester, differenziert nach Berufsgruppen

Aussage	Unterschied zwischen Berufsgruppe ...	und Berufsgruppe ...	P-Wert
Infos sind glaubwürdig	... Hausfrau/mann	... Angestellte	p = 0,044
	... Personen in Ausbildung	... Angestellte	p = 0,011
Infos vermitteln Sicherheit	... Hausfrau/mann	... Angestellte	p = 0,005
	... Hausfrau/mann	... Selbstständige	p = 0,029

Alle weiteren Unterschiede in den Bewertungen der Berufsgruppen der einzelnen Kategorien haben sich als nicht statistisch signifikant erwiesen.

Insgesamt kann aus den Bewertungen der verschiedenen Berufsgruppen entnommen werden, dass die Gruppe der Hausfrauen/-männer die verschiedenen Kategorien grundsätzlich am positivsten bewertet. Die Berufsgruppe der Selbstständigen hingegen bewertet die verschiedenen Items eher kritisch und beurteilt beispielsweise die Kategorien, die eine negative Assoziation aufweisen („Infos machen misstrauisch"; „Infos machen Angst", „Infos sind verwirrend") schlechter.

Die Verteilung der Bewertungen der Berufsgruppen in der Kategorie „Infos vermitteln Sicherheit" weist darauf hin, dass die Hausfrauen/-männer signifikant häufiger „trifft voll zu" angekreuzt haben und somit entschiedener in ihren Bewertungen vorgehen als ihre Mitbewerter. Die Selbstständigen gehen ebenfalls entschlossen in ihren Bewertungen vor. Aus der Analyse wird deutlich, dass die Bewertungen im Bereich „trifft gar nicht zu" in ihrer Berufsgruppe ebenfalls signifikant sind.

Die Bewertung des Items „Infos wecken Vertrauen in die eigene Kompetenz" stellt sich als unspezifisch dar. Es konnte keine Signifikanz nachgewiesen werden. Daher ist eine mögliche Kompetenzsteigerung der Berufsgruppen „Selbstständige", „Beamte" und „Hausfrau/-mann" nicht zwingend für weitere Interpretationen zu verwenden.

6.1.8 Textbewertungen differenziert nach dem individuellen Bezug der Tester zum Bewertungstext

Ein weiterer Faktor, der einen Einfluss auf die Bewertung der Texte haben kann, ist der persönliche Bezug, den die Testleser zu den verschiedenen Themen haben. In der Vorstellungsrunde der Gruppendiskussionen wurde der persönliche Bezug zu den Themengebieten der Texte mündlich erfragt. Für die statistische Auswertung wurde eine Einteilung vorgenommen, die den Bezug zum Thema in 5 Kategorien einordnet: Persönlicher Bezug, familiärer Bezug, Bezug über Bekannte/Freunde/Kollegen, Bezug über Bekannte und Familie und kein Bezug zum Thema. In Tab. 7 ist die Bewertung der Items in Abhängigkeit vom individuellen Bezug zum Bewertungstext, differenziert nach Geschlecht dargestellt.

Tab. 7 Bewertung der Texte in Abhängigkeit vom individuellen Bezug der Tester zum Bewertungstext, differenziert nach Geschlecht

	Nenn-ungen	Persönlicher Bezug		Familiärer Bezug		Bezug über Bekannte/ Freunde/ Kollegen		Bezug über Bekannte und Familie		Kein Bezug	
		Mann n = 86	Frau n = 255	Mann n = 45	Frau n = 61	Mann n = 13	Frau n = 36	Mann n = 0	Frau n = 6	Mann n = 221	Frau n = 372
Infos machen misstrauisch	1172	1,97	2,02	1,96	2,17	1,54	2,29	-	1,17	1,92	1,93
Infos machen Angst	1170	1,61	1,7	1,91	1,79	1,15	1,81	-	1,17	1,67	1,64
Infos sind verwirrend	1171	2,23	2,1	2,36	2,24	1,54	2,31	-	1,33	2,16	2,11
Infos sind glaubwürdig	1161	3,79	3,99	3,84	3,86	4,15	3,92	-	4,33	3,89	3,98
Infos erwecken Eindruck, dass Hilfe möglich ist	1163	3,67	3,56	3,73	3,9	3,62	3,33	-	4,17	3,79	3,78
Ich habe Neues gelernt	1177	3,42	3,35	3,82	3,64	3,77	3,58	-	4,17	3,82	3,7
Infos vermitteln Sicherheit	1171	3,28	3,49	3,4	3,08	3,92	2,75	-	4	3,28	3,43
Infos fördern Vertrauen in die Medizin	1173	3,18	3,26	3,2	3,18	3,15	2,86	-	3,83	3,34	3,34
Infos wecken Vertrauen in eigene Kompetenz	1170	3,52	3,75	3,49	3,49	3,77	3,14	-	3,5	3,36	3,62
Infos erzeugen Zuversicht	1168	3,02	3,18	3,04	3,05	3,54	2,92	-	3,17	3,17	3,24

Zur Veranschaulichung werden im Folgenden die Mittelwerte in Abb. 14 und Abb. 15 grafisch dargestellt.

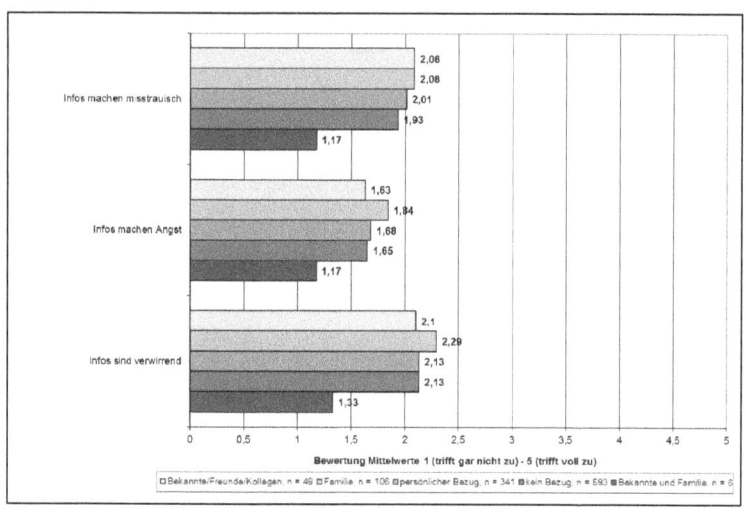

Abb. 14 Auswirkung des individuellen Bezugs der Tester zum Bewertungstext auf die Bewertung, Items mit kritischer Ausrichtung

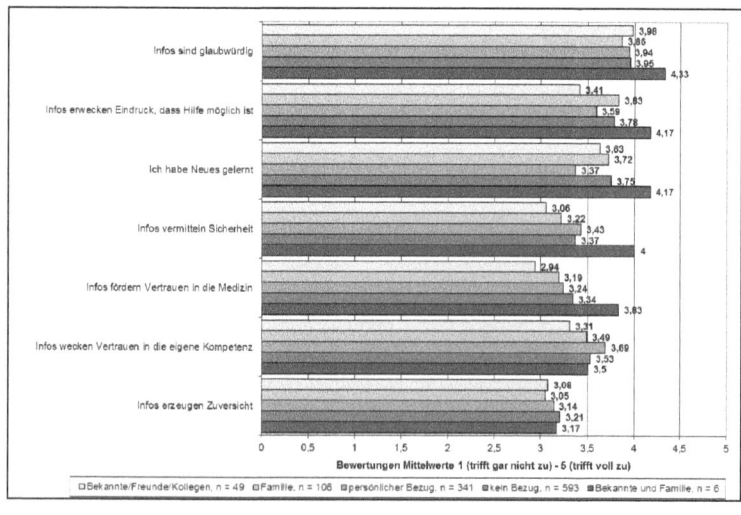

Abb. 15 Auswirkung des individuellen Bezugs der Tester zum Bewertungstext auf die Bewertung, Items mit positiver Ausrichtung

Aus Abb. 14 und Tab. 7 ist ersichtlich, dass die Testleser die negativ assoziierten Items hoch einstufen, wenn Familienmitglieder von einer in dem Text angesprochenen Krankheit betroffen sind.

Statistisch signifikante Unterschiede zeigen sich hier lediglich in der Aussage „Ich habe Neues gelernt", und zwischen den beiden Gruppen „persönlicher Bezug" und „kein Bezug" (p = 0,000).

Dies deutet an, dass die Testleser, die keinen persönlichen Bezug zu den Themen haben, eher den Eindruck gewinnen, aus den Informationstexten etwas Neues zu lernen. Dies liegt vermutlich daran, dass bei den Testlesern mit einem persönlichen Bezug zu den Themen bereits eine stärkere Auseinandersetzung mit ihrer Erkrankung vorausgegangen ist und viele Inhalte in den Texten deswegen nicht mehr neu für sie sind.

Bei der Betrachtung des Items „Infos wecken Vertrauen in die eigene Kompetenz" lässt sich erkennen, dass Personen mit einem persönlichen Bezug zum Thema die höchsten Bewertungen abgeben. Diese Personen haben womöglich schon persönliche Vor-erfahrungen mit den Themen der Texte gesammelt und können die Themen daher besser auf ihre Situation anwenden. Diese Ergebnisse haben sich jedoch als nicht statistisch signifikant erwiesen.

6.1.9 Zusammenfassung der quantitativen Auswertung

Insgesamt wurde für 248 Einzelprodukte, die von 255 verschiedenen Testlesern in 63 Gruppendiskussionen bewertet wurden, eine quantitative Datenanalyse durchgeführt, um die Wirkungen der Texte zu analysieren. Aus dem Mittelwertvergleich aller Bewertungen (siehe Abb. 6) wurde deutlich, dass die Tester die Texte als sehr glaubwürdig einschätzen, den Eindruck haben, dass Hilfe möglich ist und das sie Neues lernen. Auch die Bewertungen zu den negativ assoziierten Items ergaben, dass die Tester selten das Gefühl hatten, dass die Infos ihnen Angst machen.

Die vertiefende Betrachtung des Items „Infos wecken Vertrauen in die eigene Kompetenz" lässt erkennen, dass bestimmte Testergruppen ihre Gesundheitskompetenz durch die Texte stärker erhöhen können als andere.

Auch wenn die Bewertungen der einzelnen Subgruppen in diesem Item nicht ausschließlich signifikante Ergebnisse liefern (siehe Erläuterungen zu den Ergebnissen in den Kapiteln 6.1.2 bis 6.1.8), kann ein Rückschluss auf bestimmte Eigenschaften der Tester gezogen werden, die ausschlaggebend für die nachhaltige Nutzung der Gesundheitsinformationen des IQWiG sein können. Aus den zusammenfassenden Abbildungen 16 und 17 wird deutlich, dass zum Beispiel die weiblichen Tester, junge und ältere Tester sowie Tester mit einem niedrigen Bildungsgrad und einer vorliegenden Erkrankung durch die Texte ihre Gesundheitskompetenz ausbauen oder verbessern konnten. Auch Hausfrauen/-männer und Tester, die einen persönlichen Bezug zu den Themen der Texte haben, können durch die Lektüre ihr Vertrauen in ihre eigene Kompetenz erhöhen. Ob sie dadurch jedoch besser im Handlungsfeld des Gesundheitswesens agieren können, ist fraglich und sollte weiter überprüft werden.

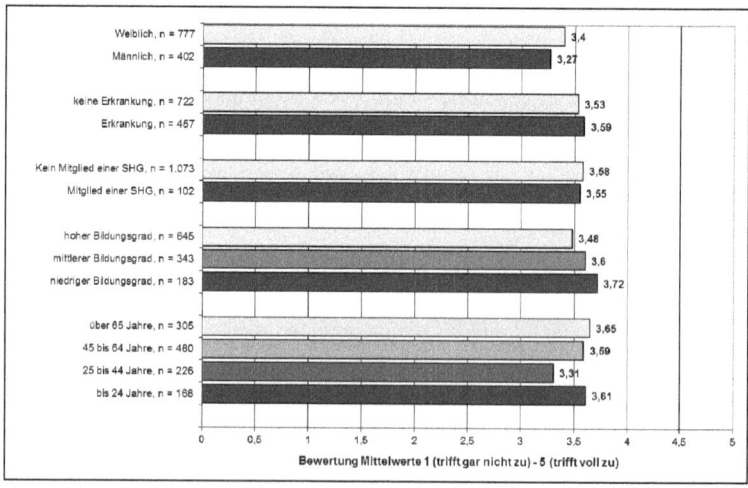

Abb. 16 Infos wecken Vertrauen in die eigene Kompetenz (Geschlecht, Vorliegen einer Erkrankung, Mitglied einer SHG, Bildungsgrad, Altersgruppen)

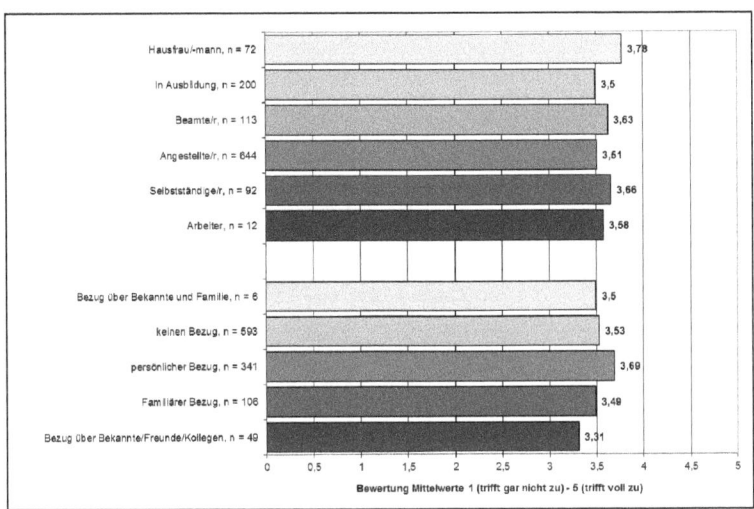

Abb. 17 Infos wecken Vertrauen in die eigene Kompetenz (Beruf, persönlicher Bezug)

Die dargestellten Ergebnisse können durch eine weitere Betrachtungsweise vertieft werden. Die Daten können zu den Textarten und Textkategorien der Informationen des IQWiG in Beziehung gesetzt werden. Bei der ausschließlichen Betrachtung des Items „Infos wecken Vertrauen in die eigene Kompetenz" zeigt sich, dass Kurzantworten das Vertrauen in die eigene Kompetenz am wenigsten beeinflussen (siehe Abb. 18). Statistisch signifikante Unterschiede zeigen sich hier jedoch lediglich zwischen den Kurzantworten und den Merkblättern (p = 0,000) und zwischen den Kurzantworten und den Zusätzlichen Elementen (p = 0,001).

Die Texte, die sich inhaltlich mit Leitlinien oder Präventionsthemen beschäftigen, führen bei den Lesern zu einem höheren Kompetenzgewinn als Texte zu Medikamenten oder Therapien (siehe Abb. 19). Diese Ergebnisse weisen jedoch keine statistische Signifikanz auf.

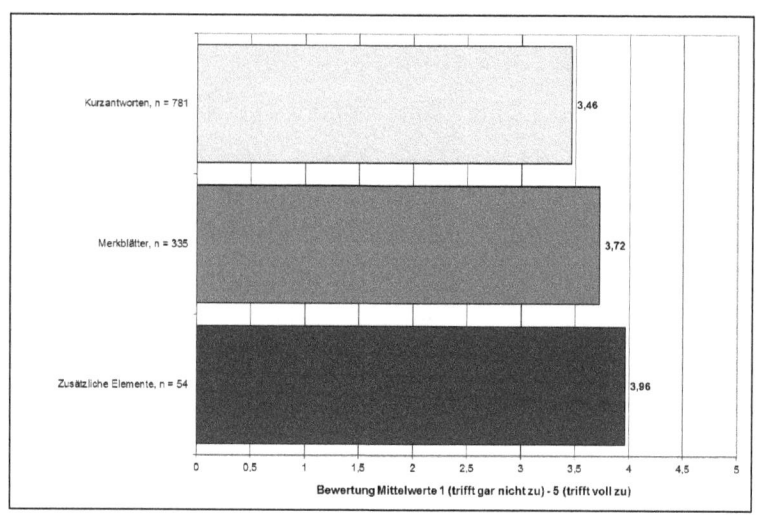

Abb. 18 Infos wecken Vertrauen in die eigene Kompetenz – Bewertung der unterschiedlichen Textarten

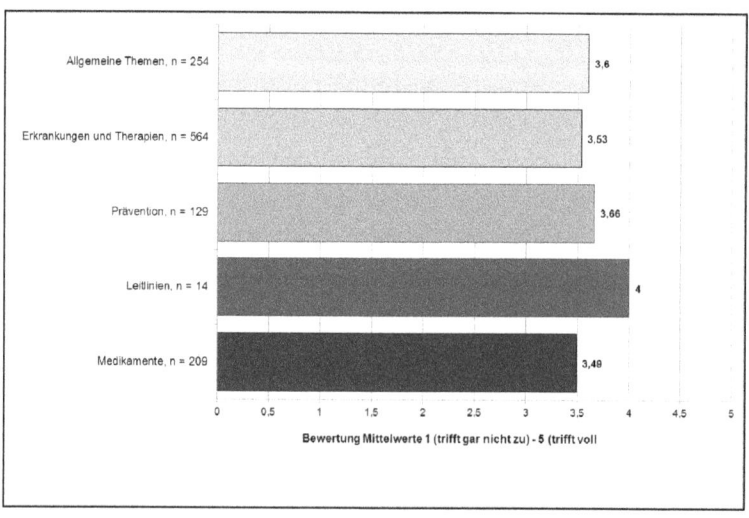

Abb. 19 Infos wecken Vertrauen in die eigene Kompetenz – Bewertung der unterschiedlichen Textkategorien

Um eine Aussage über den Zusammenhang der einzelnen Merkmale bei den Bewertungen treffen zu können, ist es zu empfehlen, zukünftig eine multivariate Analyse durchzuführen. Dies war jedoch in Rahmen dieser

Arbeit nicht durchführbar, da der Schwerpunkt auf die qualitative Datenanalyse gelegt werden sollte.

Aus der bisherigen Darstellung der quantitativen Auswertung werden lediglich übergreifende Bewertungen ersichtlich. Es wird jedoch nicht deutlich, welche Kriterien oder Inhalte der Informationsprodukte tatsächlich die Gesundheitskompetenz der Tester erhöhen. Daher widmet sich das folgende Kapitel der Ergebnisdarstellung der qualitativen Analyse.

6.2 Qualitative Auswertung der Gruppendiskussionen

Die Aussagen der Tester in den Gruppendiskussionen, die bei dem Item „Informationen wecken Vertrauen in die eigene Kompetenz" „trifft voll zu" oder „trifft gar nicht zu" angekreuzt haben, wurden, wie in Kapitel 5.1.2 dargestellt, ausgewertet und kategorisiert. Die Aussagen der Tester wurden induktiv, aus dem Material heraus, kodiert, um inhaltliche Bewertungen die zur Verbesserung oder Beibehaltung der Gesundheitskompetenz durch die IQWiG-Texte führen, herausfiltern zu können.

Die Aussagen der Tester aus den Infopaketen 1 und 2 konnten für die qualitative Auswertung nicht genutzt werden, da die Transkriptionen dieser Gruppendiskussionen noch nicht nutzerbezogen durchgeführt wurden. Es fehlen also die Zuordnungen zu den ID´s der Tester. Dies betraf im Speziellen folgende Tester und Texte:

Tab. 8 Fehlende Tester und Texte bei der qualitativen Analyse

ID des Testers	Textnummer
1	NT08002
	NT08003
	NT08004
	NT08005
3	NT08003
	NT08005
4	NT08002
5	NT08001

Insgesamt wurden 239[11] Bewertungen zu dem Item „Infos wecken Vertrauen in die eigene Kompetenz" für die Bereiche „trifft voll zu" oder „trifft gar nicht zu" auf dem standardisierten Fragebogen gemacht. Um einen Überblick über die Verteilung dieser Bewertungen auf die Merkmale Geschlecht, Alter, Erkrankung, Bildung, Art des Textes oder Textkategorien zu erhalten, kann die folgende Tab. 9 eingesehen werden. Diese Bewertungen ließen die Verknüpfung zu den entsprechenden Interviewtranskriptionen zu, die eine inhaltsanalytische Auswertung möglich machte.

Tab. 9 Verteilung der Bewertungen auf die unterschiedlichen Merkmale der Tester

	Untergruppe, n = 239		Gesamtgruppe, n = 1.179
	trifft voll zu n = 201	trifft gar nicht zu n = 38	abgegebene Bewertungen
Geschlecht			
weiblich	82,6%	63,2%	65,9%
Männlich	17,4%	36,8%	34,1%
Alter			
bis 24 Jahre	14,4%	10,5%	14,2%
25-44 Jahre	10,4%	31,6%	19,2%
45-64 Jahre	50,2%	47,4%	40,7%
über 65 Jahre	24,9%	10,5%	25,9%
Erkrankung			
Ja	40,3%	31,6%	38,8%
Nein	59,7%	68,4%	61,2%
Bildung			
Niedrig	19,5%	15,8%	15,6%
Mittel	31,8%	28,9%	29,3%
Hoch	48,7%	55,3%	55,1%

Vergleicht man die Untergruppe mit der Gesamtgruppe, lässt sich feststellen, dass die weiblichen Tester wesentlich häufiger die Bewertung „trifft voll zu" abgegeben haben (82,6% vs. 17,4%). Sie haben die Texte also im Vergleich zu ihren männlichen Mittestern deutlich besser bewertet. Die Geschlechterverteilung bei der Bewertung „trifft gar nicht zu" entspricht in etwa den abgegebenen Bewertungen der Gesamtgruppe. Der Unterschied

---

[11] Bewertungen der Tester die bei der qualitativen Analyse ausgeschlossen werden mussten, sind noch enthalten.

zwischen den beiden Extremausprägungen („trifft voll zu" und „trifft gar nicht zu") ist laut des Chi-Quadrat-Tests statistisch signifikant (p = 0,007).

Bei der Betrachtung der Verteilung der Bewertungen zwischen den verschiedenen Altersgruppen wird deutlich, dass die Testergruppe mit dem Alter 45-64 Jahre mehr Bewertungen in der Untergruppe abgibt, als in der Gesamtgruppe. Ihre Bewertungen verteilen sich also womöglich eher auf die Extremausprägungen, als die Gesamtbewertungen vermuten lassen. Auffällig ist außerdem, dass die Altersgruppen bis 24 Jahre und über 65 Jahre seltener die Bewertung „trifft gar nicht zu" abgegeben haben (je 10,5%), als die entsprechenden Altersgruppen in den Gesamtbewertungen (14,2%; 25,9%). Die Bewertungen derselben Altersgruppen im Bereich „trifft voll zu" entspricht in etwa den Gesamtbewertungen. Anhand der Verteilung der Bewertungen in der Altersgruppe 25-44 Jahre wird deutlich, dass die Bewertung „trifft gar nicht zu" häufiger (31,6%) abgegeben wird, als in der Gesamtgruppe (19,2%). Die Bewertungen haben sich laut Chi-Quadrat-Test als statistisch signifikant erwiesen (p = 0,003).

Nicht erkrankte Personen geben sowohl in der Untergruppe, als auch in der Gesamtgruppe vermehrte Bewertungen ab. Hier lässt sich kein kennzeichnender Unterschied feststellen. Der Chi-Quadrat-Test ergab einen p-Wert von 0,312, so dass man keinen signifikanten Unterschied zwischen den beiden Extremausprägungen nachweisen kann.

Die Verteilung der Bewertungen in Abhängigkeit vom Bildungsstand in der Untergruppe ist ebenfalls vergleichbar mit der Gesamtgruppe. Die Bewertungen sind mit einem p-Wert von 0,746 (Chi-Quadrat) ebenfalls nicht statistisch signifikant.

Tab. 10 Verteilung der Bewertungen auf die unterschiedlichen Textarten und Textkategorien

| | Untergruppe, n = 239 | | Gesamtgruppe, n = 1.179 |
	trifft voll zu n = 201	trifft gar nicht zu n = 38	abgegebene Bewertungen
Art des Textes			
Kurzantwort	58,2%	81,6%	66,5%
Merkblatt	34,8%	18,4%	28,8%
Zusätzliches Element	7,0%	0,0%	4,7%
Textkategorien			
Allgemeine Themen	22,9%	26,3%	21,9%
Spezielle Erkrankungen und Therapien	45,3%	36,8%	48,3%
Prävention	14,9%	13,2%	10,9%
Leitlinien	1,5%	0,0%	1,2%
Spezielle Erkrankungen und Medikamente	15,4%	23,7%	17,7%

Die Verteilung der Bewertungen der Textarten in der Untergruppe entspricht annähernd den Bewertungen der Gesamtgruppe. Lediglich die Bewertungen „trifft gar nicht zu" verteilten sich ausschließlich auf die Kurzantworten (81,6%) und die Merkblätter (18,4%), was einen Unterschied zu der Gesamtgruppe ausmacht. Der Unterschied zwischen den Bewertungen ist laut Chi-Quadrat-Test statistisch signifikant (p = 0,017).

Die Verteilung der Bewertungen in Abhängigkeit von den Textkategorien in der Untergruppe ist vergleichbar mit der Gesamtgruppe. Die Bewertungen sind mit einem p-Wert von 0,624 (Chi-Quadrat) nicht statistisch signifikant.

Um nun einen Überblick über die Aufteilung der einzelnen Kategorien und Subkategorien zu erhalten, werden im Folgenden die Ergebnisse der qualitativen Inhaltsanalyse dargelegt.

Bei der Analyse der Aussagen aus den Gruppendiskussionen zu den Bewertungen der Tester, die „trifft voll zu" angekreuzt haben, ergaben sich 684 Nennungen, die sich auf 73 Subkategorien verteilten. Diese wurden dann im Verlauf der weiteren Analyse zu 20 Kategorien zusammengefasst. Diese Kategorien wurden darüber hinaus weiter aggregiert. Dadurch entstanden vier übergeordnete Kategorien. Die folgende Abb. 20 gibt einen Überblick über die prozentuale Verteilung der Kategorien und die Zuordnung zu den übergeordneten Kategorien. Die Verteilung der Prozente in den übergeordneten Kategorien machen deutlich, welchen Stellenwert die Tester den einzelnen Aspekten beimessen.

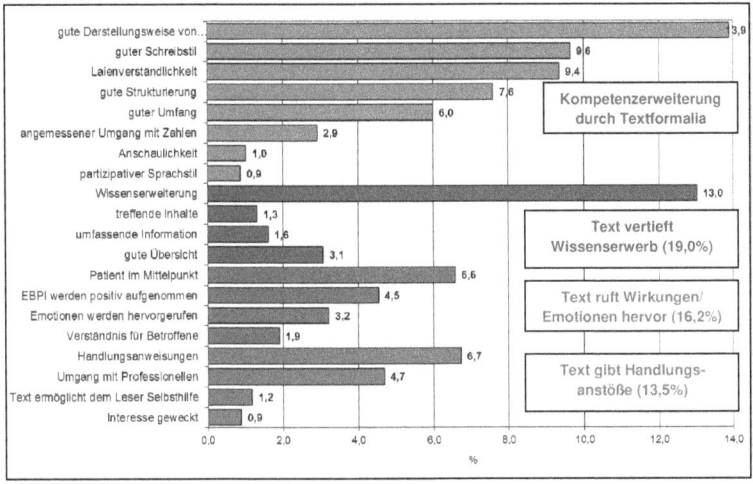

Abb. 20 Prozentuale Verteilung der Kategorien für die Texte mit den Bewertungen „trifft voll zu", n = 684

Die Analyse der Texte zu den Testerbewertungen „trifft gar nicht zu" ergab 113 Nennungen, die insgesamt 38 Subkategorien zugeordnet und zur weiteren Analyse in 14 Kategorien zusammengefasst wurden. Diese Kategorien wurden ebenfalls weiter aggregiert. Die soeben beschriebenen vier übergeordneten Kategorien konnten übernommen werden. Die prozentuale Verteilung der Kategorien und die übergeordneten Kategorien sind ebenfalls in der folgenden Abb. 21 ersichtlich.

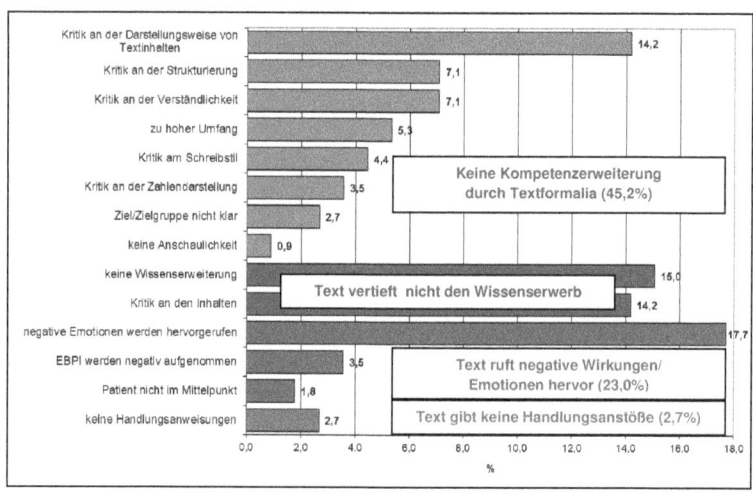

Abb. 21 Prozentuale Verteilung der Kategorien für die Texte mit den Bewertungen „trifft gar nicht zu", n = 113

Um die soeben dargestellten Kategorien mit den entsprechenden Subkategorien und Textzuordnungen einsehen zu können, wurden sie tabellarisch dargestellt und sind in den Anlagen 5 und 6 aufgeführt. Aus diesen Tabellen wird ersichtlich, welchen Stellenwert die Angaben in den einzelnen Gruppendiskussionen hatten und in welchen Transkriptionen sie zu finden sind.

6.2.1 Erhöhung der Gesundheitskompetenz

Die folgende Ergebnisdarstellung bezieht sich ausschließlich auf die Nutzerbewertungen, die bei dem Item „Infos wecken Vertrauen in die eigene Kompetenz" „trifft voll zu" angekreuzt haben. Die Einschätzungen dieser Tester, die in den Gruppendiskussionen zum Thema „Kompetenzerhöhung" gemacht wurden, werden hier zusammengefasst. Die Darstellung erfolgt anhand der vier übergeordneten Kategorien und der 20 Kategorien, die in der Analyse des Datenmaterials gebildet wurden und unter Abb. 20 zu sehen sind.

Übergeordnete Kategorie: „Kompetenzerweiterung durch Textformalia"

Gute Darstellung von Textinhalten

Eine gute Darstellung von Textinhalten war für die Nutzer der wesentlichste Grund für eine Erhöhung ihrer Gesundheitskompetenz auf Basis der Texte. Sie erwähnten beispielsweise, dass sachliche und schlüssige Texte für sie eingängiger waren. Auch Textinhalte, die detailliert oder ausführlich dargestellt werden, halfen ihnen, ihre Gesundheitskompetenz zu verbessern. Am häufigsten wurde jedoch die Aussage gemacht, dass eine interessante und informative Darstellung der Inhalte positiv ist. „Ich fand den Text sehr gut. Der ist sehr informativ und bringt es eigentlich auf den Punkt." (Testerin 121, NT08104); „[Der Text] ist spannend aufgebaut." (Tester 11, NT08039)

Guter Schreibstil

Sehr häufig wurden die Texte des IQWiG gelobt, wenn der Schreibstil einfach, schlicht und klar ist. Auch eine gute Lesbarkeit und ein flüssiger Schreibstil waren sehr wichtig für die Aufnahme der Informationen aus den Texten. Den Testern musste der Text „Spaß [machen] […]. Weil man auch Lust [hat] es bis zum Ende durchzulesen." (Testerin 270, NT10239)

Laienverständlichkeit

Die Laienverständlichkeit der Texte wurde beinahe ebenso häufig als Grund angegeben, wie die Wichtigkeit eines guten Schreibstils. Der Umgang mit Fremdwörtern oder die verständliche Erklärung von Textinhalten war den Testern sehr wichtig. Tester 266 fasst beide Eigenschaften im Text NT10239 gut zusammen: „Alles ist klar. Verständlich geschrieben. Keine bestimmten biologischen Wörter, das kann jeder verstehen." Testerin 21 „fand es gut, dass die Fachausdrücke auf Deutsch erklärt sind." (NT08021)

Gute Strukturierung

Hilfestellungen, wie Zusammenfassungen von längeren Textpassagen, inhaltliche Einführungen in das Thema oder eine erkennbare Strukturierung des Textes mit Absätzen, Zwischenüberschriften oder Fettdruck wurden von den Testern als nützlich empfunden. Vermutlich verbesserte sich die Lesbarkeit durch die Strukturierung dieser Texte. „Sonst finde ich die Struktur, wann kommt was, sehr gut… Dass die kleinen Überschriften als Fragen geschrieben waren, fand ich gut, weil, das sind halt auch meistens die Fragen, die man selber gestellt hat." (Testerin 198, NT09147)

Guter Umfang

Die Texte waren hilfreich für die Erhöhung der Gesundheitskompetenz der Tester, wenn sie einen „guten" Umfang oder wenig Umfang hatten. Das erleichterte ihnen das Lesen. „Ist ganz gut, ist nicht zu lang. Das ist schon ganz gut so." (Testerin 104, NT10234); „Es sind keine ellenlangen Seiten… Das hier finde ich kurz und informativ." (Tester 190, NT09140)

Angemessener Umgang mit Zahlen

Das Vorhandensein von Zahlen löste durch verschiedene Wirkungen eine Erhöhung der Gesundheitskompetenz bei den Testern aus. Zum einen vermittelten sie ihnen Sicherheit und „Orientierung" (Testerin 104, NT10233). Außerdem unterstützen sie bei der Risikowahrnehmung und verdeutlichten ihnen, wie viele andere Menschen tatsächlich betroffen sind. „Find ich super. Ich glaube, da fühlt man sich nicht so ganz alleine." (Testerin 195, NT09150) „Ich fand es auch interessant, dass es nur ein Prozent in Deutschland ist. Dass es wirklich ein so geringes Risiko ist, so etwas überhaupt zu bekommen…" (Tester 187, NT09139)

Darüber hinaus wurden Zahlen positiv bewertet, wenn sie zum Vergleich dienten und anschaulich dargestellt wurden (z.B. Mengenangaben aus der Praxis: Teelöffel). Die Angabe natürlicher Häufigkeiten ließ die Zahlen „klarer" wirken (Testerin 203, NT09158). Die Darstellung der Prozentzahlen wurde vereinzelt aber ebenfalls positiv bewertet. „Da fand ich es toll, dass in Klammern noch mal 20% stünde. Da dachte ich, der hat das aber toll für einfache Leute gemacht." (Testerin 221, NT09176)

Anschaulichkeit

Die Texte konnten positiv zur Erhöhung der Gesundheitskompetenz beitragen, wenn sie die Inhalte anschaulich vermittelten. „Das konnte man sich gut merken, man konnte sich was drunter vorstellen, das hat man gleich abgespeichert. (Tester 90, NT08061) Ein Tester beschrieb sogar, dass die Vorgänge im Körper dadurch „realer" wurden. (Tester 85, NT09138)

Auch Beispiele und Abbildungen konnten unterstützend wirken. Sie machten Inhalte „schön plastisch" (Testerin 104, NT10234) und lieferten „konkrete Hilfestellungen". „Dass man wirklich Beispiele hatte, was kann man denn jetzt wirklich dann tun." (Testerin 241, NT10211)

Partizipativer Sprachstil

Wie bereits in diesem Kapitel erwähnt, wünschten sich viele Tester konkrete Aufforderungen und Lösungsansätze im Text. Es gab jedoch auch Tester, die es positiv fanden, wenn der Text sie lediglich informiert und die Entscheidung Sache des Testers bleibt. „Es wird weder direkt angepriesen, dass man es unbedingt nehmen soll, noch wird ganz davon abgeraten. Muss man selber ausprobieren." (Testerin 96, NT08069) Sie bevorzugten also einen partizipativen Sprachstil und lobten es, wenn keine Appelle verwendet wurden. „Der Text gibt Informationen […] und teilt ohne erhobenen Zeigefinger mit, dass […] Hilfestellungen […] [wahrgenommen werden können]." (Tester 11, NT08039)

Übergeordnete Kategorie: „Text vertieft Wissenserwerb"

Wissenserweiterung

Die Wissenserweiterung spielte ebenfalls eine besondere Rolle bei der Erhöhung der Gesundheitskompetenz auf Basis der Texte. Die Tester fanden es wichtig, aus den Texten etwas Neues zu lernen. Insbesondere neue Erkenntnisse über Therapieformen trugen für sie dazu bei, ihre Gesundheitskompetenz zu erhöhen. So sagte beispielsweise Testerin 158 im Text NT09172 „[…] Für mich war das eine Medikament völlig neu." Oder Testerin 62 im Text NT09132: „Dass man fünfmal zu einem Therapeuten gehen kann und dann immer noch wechseln kann… Das mit den Heilpraktikern, dass die das auch machen. Das wusste ich gar nicht." Es wurde ebenfalls als wichtig betont, dass man in den Texten sein eigenes Wissen erweitern kann, um anderen Menschen helfen zu können. „Es hat wieder vieles angekurbelt, so dass ich auch was weitergeben kann." (Testerin 158, NT09171) Testerin 163 würde sich auf Grundlage des Textes mit erkrankten Personen unterhalten, um sie zu warnen: „Das er damit rechnet, dass irgendetwas eintritt, womit er gar nicht rechnet." (NT09144)

Treffende Inhalte

Die Tester lobten die Inhalte der Texte per se oder aufgrund ihrer Neuheit oder Individualität. „Da bestimmte Aspekte im Text angesprochen werden, die normalerweise nicht in anderen Texten angesprochen werden." (Testerin 175, NT09122); „Ich finde es positiv, dass man dieses Thema aufgreift und überhaupt veröffentlicht." (Testerin 56, NT09144)

Umfassende Information

Die Texte konnten immer dann als Gesundheitskompetenzerhöhung genutzt werden, wenn die Informationen kompakt und umfassend waren. Die Tester lobten diese Texte, weil sie den Eindruck hatten, dass sie „lehrreich" (Testerin 155, NT09133) waren und weil alle Fragen beantwortet wurden. „Es ist eine gute und umfassende Information allgemein über das Thema an sich, mit den Behandlungsmöglichkeiten, der Diagnose. Das ist alles beschrieben. Ziemlich kompakt und sehr informativ." (Testerin 217, NT09174); „Es wird alles geschrieben, was man dazu wissen muss." (Tester 174, NT09119)

Gute Übersicht

Aus den Wortbeiträgen der Tester lässt sich zusammenfassen, dass sie es bevorzugen, wenn der Text neben anderen Elementen auch eine Übersicht liefert. Damit ist die inhaltliche Einführung oder allgemeine Aufklärung über ein bestimmtes Thema gemeint. Dies ermöglicht ihnen häufig einen guten Einstieg und liefert ein gewisses Verständnis für Erkrankungen, Probleme und Lösungen, etc. „Das ist eine Einführung, eine Übersicht über Zahnersatz." (Testerin 101, NT09167); Für mich ist das auch eine Anfangsinformation. Für einen Überblick finde ich das wunderbar." (Testerin 229, NT10187)

Übergeordnete Kategorie: „Text ruft Wirkungen/Emotionen hervor"

Patient im Mittelpunkt

Die Tester begrüßten es, wenn die Texte den Leser in den Mittelpunkt des Interesses rückten. Eine persönliche Ansprache oder Ausrichtung des Textes an den Interessen des Lesers wurde häufig positiv empfunden. Außerdem fanden die Tester es erfreulich, wenn der Text Informationen enthielt, die sie auf ihren eigenen Körper beziehen konnten. „Man kann das ja auch auf sich selbst übertragen. Dann würde ich sagen, selbst wenn ich dann 2 Stunden vorher noch etwas esse, hat das keine Konsequenzen für mich. (Tester 132, NT08082) Viele Tester befürworteten es auch, wenn Textinhalte ihr eigenes Wissen zu dem Thema bestätigten oder ihre eigene Situation reflektierten. Dies erhöhte ihre Gesundheitskompetenz, da sie selbstbewusster für ein Thema einstehen können. „Für mich war es […] gut nachzuvollziehen, weil ich es eigentlich genauso erlebt habe." (Testerin 162, NT09113) „Es hat sich ergänzt, was ich durch den Urologen bislang erfahren habe. (Tester 174, NT09119)

EBPI werden positiv aufgenommen

Entgegen einiger in der Literatur geäußerter Bedenken, dass Laien sich kritisch gegenüber evidenzbasierter Patienteninformationen äußern könnten, reagierten die Tester positiv auf wissenschaftliche Studien oder die evidenzbasierte Medizin. „Ich finde den Text grundsätzlich gut, auch dass die Zweifel angegeben sind und die verschiedenen Untersuchungen zu verschiedenen Ergebnissen kommen." (Testerin 152, NT09108) Ihnen gefiel ebenfalls, dass auch negative Aspekte von Therapien erwähnt wurden. Sie haben dies als ehrlich empfunden. „Das Interessante in dem Text ist wirklich, dass der Schleier heruntergerissen wird… Dieser Artikel ist sehr deutlich." (Tester 209, NT09160)

Emotionen werden hervorgerufen

Die Texte riefen Emotionen hervor, die verschiedene Ausprägungen hatten. Einerseits vermittelten die Textinhalte Mut und Hoffnung und wirkten somit angstmindernd und beruhigend auf die Tester. „Für mich ist damit auch ein bisschen die Angst rausgenommen worden." (Testerin 137, NT08085); „Ja, er macht Mut. Ich muss nicht nur sitzen und meine Krankheit aussitzen, ich kann etwas tun." (Testerin 137, NT08088) Andererseits wurden einige Inhalte auch als erschreckend empfunden. „Wenn hier steht, viele Menschen erholen sich innerhalb von einigen Wochen oder Monaten, einige sterben jedoch auch an der Erkrankung. Das ist schon mal erschreckend." (Testerin 270, NT10240) Beide Wirkungsweisen wurden von Testern jedoch als Erhöhung ihrer Gesundheitskompetenz betrachtet.

Verständnis für Betroffene

Viele Tester gaben an, durch die Texte ein Verständnis für das Verhalten oder Empfindungen von Betroffenen zu entwickeln. Die Erweiterung ihres Kenntnisstandes zu verschiedenen Gesundheitsthemen machte zum Beispiel „die Ausmaße der Krankheit deutlich" (Tester 272, NT10248) und schaffte Kenntnis über die Handlungen von erkrankten Personen. „Aber so ein bisschen würde ich das schon verstehen, dass so jemand die Hilfe mit so einem Medikament sucht. Dass dann die Nöte dann schon auch da sind." (Testerin 165, NT10245)

Übergeordnete Kategorie: „Text gibt Handlungsanstöße"

Handlungsanweisungen

Entgegen der eigentlichen Intention des IQWiG, die Texte <u>nicht</u> als bevormundende Entscheidungsgrundlage zu erstellen, wünschen sich die Tester häufig alltagspraktische Hinweise oder eine konkrete Anleitung für eine bestimmte Maßnahme, die sie im Krankheitsfall durchführen sollten. Besonders häufig sind Hilfestellungen, ja sogar Empfehlungen beliebt. „Und was ich sehr gut fand... für mich persönlich... […], dass da so Mengenempfehlungen bei waren." (Testerin 104, NT10233)

Ebenfalls beliebt waren Alternativen, die zum Beispiel zu möglichen Behandlungen angeboten wurden. Dies stärkte die Autonomie der Tester in hohem Maße, da sie dadurch den Eindruck hatten, zwischen mehreren Möglichkeiten auswählen zu können und sich selbst zu entscheiden. „Vielleicht, dass es auch Alternativen gibt. Dass man selber für sich auch eigentlich so eine eigene Meinung dazu bilden kann und selber suchen und eine Lösung für sein Problem finden kann." (Testerin 207, NT09155)

Umgang mit Professionellen

Der Großteil der Tester hatte den Eindruck, durch die Texte die Arzt-Patienten-Kommunikation verbessern zu können. Testerin 163 sagte beispielsweise: „Gibt erstmal Anhalt, was ich den Arzt fragen kann. … Wenn man sich die Fragen aufschreibt, gebietet das hier Hilfe." (NT09137) Einige Tester erwähnten sogar, dass sie aufgrund des Textinhaltes kritischer sein würden und die ärztliche Meinung auch hinterfragen würden. „Ich würde sehr kontrovers mit dem Arzt reden." (Testerin 186, NT09130)

Text ermöglicht dem Leser Selbsthilfe

Der Aspekt der Selbsthilfe war wichtig für die Tester. Sie empfanden es als Hilfestellung und Hoffnungsvermittlung, dass in den Texten mitgeteilt wird, dass man selbst etwas tun kann und wie man sich selbst helfen kann. Teilweise wurde sogar gelobt, dass die Texte „an die Eigeninitiative der Betroffenen" appellieren (Testerin 175, NT09120). „Dass ich auch aufgefordert werde, mich selber zu kümmern für meine Erkrankung. Und nicht so alles hinzunehmen, abzunicken und zu machen, sondern dass ich die Selbstverantwortung erhalte. Darin werde ich bestärkt. Das fand ich ganz positiv." (Testerin 56, NT09137)

Interesse geweckt

Hilfreich waren die Texte auch, wenn sie das Interesse der Tester geweckt haben und dazu veranlassten, über den Text hinausgehende Informationen abzurufen. „[Ich] würde mich noch damit beschäftigen […], noch mal ins Internet, noch mal woanders schauen." (Tester 14, NT08013)

6.2.2 Keine Erhöhung der Gesundheitskompetenz

Die Ergebnisdarstellung in diesem Kapitel bezieht sich ausschließlich auf die Nutzerbewertungen, die bei dem Item „Infos wecken Vertrauen in die eigene Kompetenz" „trifft gar nicht zu" angekreuzt haben. Die Einschätzungen dieser Tester, die in den Gruppendiskussionen zum Thema „keine

Erhöhung der Gesundheitskompetenz" gemacht wurden, werden hier zusammengefasst. Die Darstellung erfolgt anhand der vier übergeordneten Kategorien und der 14 Kategorien, die in der Analyse des Datenmaterials gebildet wurden und unter Abb. 21 zu sehen sind.

Übergeordnete Kategorie: „Keine Kompetenzerweiterung durch Textformalia"

Kritik an der Darstellungsweise von Textinhalten

Die Darstellung der Texte wurde in vielfacher Hinsicht kritisiert. Die Tester waren immer dann unzufrieden, wenn Inhalte uninteressant, langweilig oder wenig informativ dargestellt wurden. „Es ist so ein bisschen plätschernd hingeschrieben. Es fehlt dieses auf und ab, um den Text interessant zu machen." (Testerin 267, NT10240) Auch oberflächliche oder unwissen-schaftliche Darstellungsweisen wurden von den Testern nicht zur Kompe-tenzerweiterung eingestuft. „Mir ist das zu pauschal [...], viel zu einseitig. (Testerin 243, NT10209); „Dieser Text fällt von seiner Fachlichkeit, den die anderen Texte jedenfalls erwecken, hinten über." (Testerin 236, NT10193)

Wenig zufrieden äußerten sich die Tester auch, wenn ihnen die Inhalte unrealistisch oder verharmlosend vorkamen. Testerin 150 äußerte sich beim Thema Fieber bei Kindern zu einem Abschnitt im Text NT09125: „Das Kind hat einen Krampfanfall und das ist meist harmlos... Das finde ich bedenklich."

Kritik an der Strukturierung

Die Tester konnten ihre Gesundheitskompetenz nicht erhöhen, wenn sie die Texte als unstrukturiert wahrnahmen. Tester 71 fand den Text NT09142 zum Beispiel „chaotisch" und wollte ihn nicht [weiter]lesen. Testerin 122 machte in der Gruppendiskussion zum selben Text folgende Aussage: „Aber das geht dermaßen durcheinander, dass man nicht weiß, sprechen sie jetzt über die Studie oder sprechen sie schon über ein Ergebnis." Teilweise gaben sie jedoch auch nur an, dass die Struktur der Texte verbesserungswürdig ist und schlugen häufig vor, Abschnitte in ihrer Anordnung zu verändern und den Text damit übersichtlicher zu gestalten.

Kritik an der Verständlichkeit

Drei Personen bemängelten die Verständlichkeit der Texte. „Man kann den Text mehrere Male lesen und hat trotzdem nicht verstanden, worauf er hinaus will." (Tester 123, NT08077); „Dann sind da zu viele Abkürzungen. Das macht die Verständlichkeit für viele Nutzer schwer verständlich." (Testerin 267, NT10238)

Fremdwörter und englische Quellen führten dazu, dass die Tester verunsichert waren, zum Teil sogar resignierten und dadurch die Inhalte schlechter aufnehmen konnten. „Wenn du nicht weißt, was eine randomisierte kontrollierte Studie ist, weißt du nicht, dass das was darauf folgt letztendlich irgendwo die Erklärung ist." (Tester 240, NT10198); „Das sind so viele Ausdrücke, die sich so medizinisch anhören und mit denen ich gar keine Erfahrungen habe." (Testerin 71, NT09140); „Wahrscheinlich bin ich der einzig Dumme hier. Ich musste nämlich als erstes ins Wörterbuch gucken, um überhaupt zu wissen, was die von mir wollen." (Tester 246, NT10210)

Zu hoher Umfang

Kritik am Umfang der Texte wurde lediglich geäußert, wenn sie den Testern zu lang vor kamen. „Dieser Text ist ein bisschen ausschweifend." (Tester 189, NT09138); „5 Seiten sind doch ganz schön lang." (Tester 240, NT10198); „Ich fand den Text wieder […] viel zu lang." (Testerin 243, NT10209)

Kritik am Schreibstil

Beim Schreibstil waren die Bewertungen der Tester ambivalent. Sie konnten ihre Gesundheitskompetenz einerseits nicht erhöhen, weil der Text zu laienhaft geschrieben war und andererseits weil er zu schwer geschrieben war. Testerin 181 sagte zum Text NT09124: „Mir war er zum Teil schon zu einfach. So RTL, so sehr einfach. Da habe ich mir vorgestellt, wer soll das lesen? Das fand ich wiederum zu wenig ausgewählt." Für Tester 240 war der Schreibstil im Text NT10198 schlecht: „Die Sätze sind so gebaut, dass ich teilweise den Satz noch mal lesen muss, um den Inhalt zu verstehen."

Kritik an der Zahlendarstellung

Die Zahlen waren den Testern nicht immer verständlich und trugen daher nicht zur Kompetenzerhöhung bei. Testerin 243 empfand die Zahlen als „unsortiert" (NT10209), Tester 246 sagte im selben Text, dass es ihm „viel zu viele [Zahlen]" seien. Testerin 16 zeigte negative Reaktionen im Bezug auf die Darstellungsweise der Prozentangaben: „Es ist nur eine Zahl, das wirkt ein bisschen komisch, dass sie die Prozentangaben nennen und dann noch die Zahlen. Ich habe überlegt, ob die uns veräppeln wollen." (NT08016) Die Tester machten jedoch keine konkreten Aussagen, was im Speziellen an den Zahlen verbessert werden könnte.

Ziel/Zielgruppe nicht klar

Einigen Testern war nicht bewusst, was das Ziel der Information ist oder an wen der Text gerichtet ist. Diese Information wäre für das bessere Verständnis der Inhalte sinnvoll gewesen.

Keine Anschaulichkeit

Die fehlende Anschaulichkeit wurde lediglich von einem Tester kritisiert. Er wünschte sich eine Abbildung im Text. „Vielleicht auch mal eine Zeichnung von diesen Geräten hinein." (Tester 71, NT09140)

Übergeordnete Kategorie: „Text vertieft nicht den Wissenserwerb"

Keine Wissenserweiterung

Ein großer Aspekt bei der fehlenden Erhöhung der Gesundheitskompetenz ist die mangelnde Wissenserweiterung aus den Texten. Viele Tester hatten den Eindruck, dass sie aus den Texten nichts Neues lernen oder dass sie noch weitere Informationen benötigen, um ihre Fragen beantwortet zu bekommen. „Der Text wirft viele Fragen auf, er beantwortet sie nicht, deshalb müsste ich schon meinen Arzt fragen." (Tester 123, NT08078); „Um es richtig zu verstehen, muss man im Grunde andere Texte lesen, es fehlt ein ausführliches Merkblatt." (Tester 123, NT08077)

Kritik an den Inhalten

Negative Stimmen zu diesem Unterpunkt wurden immer dann deutlich, wenn vage oder ungenaue Aussagen getroffen wurden oder überflüssige

Inhalte im Text vorkamen. Eine Testerin wünschte sich „klare[re] Formulie-rungen" (Testerin 267, NT10238). „Das Gerät ist mir nicht vertraut genug gewesen... Für die nicht so fitten Leute kann man das noch mal ein biss-chen genauer erklären. (Tester 71, NTß09140) Teilweise fehlten den Testern auch bestimmte Aspekte (Testerin 245, NT10208) und sie wünsch-ten sich häufig explizite Aussagen zu auftretenden Nebenwirkungen be-stimmter Therapien.

Übergeordnete Kategorie: „Text ruft negative Wirkungen/Emotionen hervor"

Negative Emotionen werden hervorgerufen

Die Texte zeigten auch häufig negative Wirkungen, weil sie verschiedene Emotionen bei den Testern hervorriefen, die für die Nutzung der Informatio-nen als Erweiterung ihrer Gesundheitskompetenz nicht sinnvoll waren. Die Emotionen konnten zusammengefasst werden als Misstrauen, Pessimis-mus, Wut, Verwirrung, Unsicherheit. Häufig waren die Tester sich nicht sicher, welche Intention der Text verfolgt. „Er hat mich eher skeptisch gemacht." (Testerin 267, NT10238); „Irgendwie beschlich mich ein Miss-trauen. ... Ich fühle mich eigentlich nur verwirrt. Und weiß immer noch nicht ganz genau, ob das eher wirtschaftliche Aspekte sind, die dahinter stecken oder pädagogisch psychologische." (Tester 71, NT09142)

Sie zeigten sich auch demotiviert, wenn der Text zum Beispiel „eine pessi-mistische Grundhaltung" hatte. (Testerin 7, NT08033) Eine weitere Testerin äußerte sich wütend, da sie die Ausrucksweisen im Text NT09125 schlecht fand. „In mir erweckt es manchmal Zorn."

EBPI werden negativ aufgenommen

Die Tester, die sich negativ im Bezug auf die Studien äußerten, fanden sie in der Regel schlecht erklärt. „Die Studien sind völlig wirr." (Testerin 181, NT09124). Andere Tester wünschten sich konkrete Ergebnisse aus den Studien: „Man möchte als Endergebnis doch wissen, ja, es geht eher oder es geht eher nicht. Sondern unklar heißt eher, wir wissen noch gar nichts." (Testerin 267, NT10240) Sie konnten folglich das Prinzip der evidenzbasierten Patienteninformationen nicht nachvollziehen und waren daher verunsichert.

Patient nicht im Mittelpunkt

Die Tester fanden es negativ, wenn sie den Eindruck hatten, dass der Mensch nicht im Mittelpunkt des Textes stand. „Der Mensch fehlt irgendwie dabei, der Text ist sehr sachlich." (Testerin 16, NT08016) Bei einem Text (NT08033) wurde darüber hinaus kritisiert, dass Betroffene allein gelassen werden und eine Überforderung eintreten könnte. Testerin 7 empfand das als Zumutung für die Patienten.

Übergeordnete Kategorie: „Text gibt keine Handlungsanstöße"

Keine Handlungsanweisungen

Diese Kategorie schließt sich dem zuletzt erwähnten Kritikpunkt der Tester an. Denn sie wünschten sich häufiger Hilfestellungen oder Handlungsanweisungen, um für sich oder Angehörige eine Orientierung zu ermöglichen. Testerin 245 fehlten zum Beispiel die „Konsequenzen" die sie aus dem Text ziehen kann.(NT10210). Es kann subsumiert werden, dass Tester häufig nur eine Kompetenzerweiterung ihrer Gesundheit feststellen, wenn sie das Gefühl haben, eine konkrete Handlungsabfolge im Text gefunden zu haben.

6.2.3 Zusammenfassung der qualitativen Auswertung

Insgesamt wurden auf den standardisierten Fragebögen bei dem Item „Infos wecken Vertrauen in die eigene Kompetenz" 201 Bewertungen zu „trifft voll zu" und 38 Bewertungen zu „trifft gar nicht zu" abgegeben. Die Transkriptionen der betreffenden Gruppendiskussionen wurden ausgewertet. Diese Auswertung ergab insgesamt 797 Nennungen (684 für „trifft voll zu"; 113 für „trifft gar nicht zu"), die in 111 Subkategorien (73 für „trifft voll zu"; 38 für „trifft gar nicht zu") zusammengefasst und in 34 Kategorien (20 „trifft voll zu"; 14 für „trifft gar nicht zu") subsumiert wurden. Insgesamt wurden acht weitere übergeordnete Kategorien gebildet, die das gesamte Material noch einmal aggregieren sollen.

Erhöhung der Gesundheitskompetenz:

Betrachtet man die Häufigkeiten der Nennungen, zeigt sich, dass vorwiegend die gute Darstellung von Textinhalten (13,9%) und die Wissenserweiterung durch die Texte (13,0%) zu einer Kompetenzerweiterung bei den Testern führten. Die Prozentverteilung in den übergeordneten Kategorien macht deutlich, dass, nach Ansicht der Tester, angemessene Textformalia am ehesten zu einer Kompetenzerweiterung führen (51,3%). Die übrigen übergeordneten Kategorien liefern neue Erkenntnisse im Bezug auf die Wichtigkeit bestimmter Textcharakterisika, die bei der Erstellung der IQWiG-Texte beachtet werden sollten: Text vertieft Wissenserwerb (19,0%), Text ruft Wirkungen/Emotionen hervor (16,2%), Text gibt Handlungsanstöße (13,5%). Die Leser wollen mehr inhaltliches Wissen aus dem Text mitnehmen und persönlich angesprochen werden. Wenn der Text eine Wirkung bei ihnen auslöst, haben sie den Eindruck, eine Kompetenzerweiterung zu erzielen. Außerdem bewerten sie es positiv, wenn der Text ihnen die Möglichkeit gibt, selbst aktiv zu werden zu werden.

Keine Erhöhung der Gesundheitskompetenz:

Wenn Texte zu viele negative Emotionen (17,7%), wie Wut, Verwirrung, etc. bei den Testern auslösten oder keine Wissenserweiterung (15%) darstellten, trugen sie nicht zur Erweiterung ihrer Gesundheitskompetenz bei. Ebenso war die Kritik an den Inhalten (14,2%), die den Testern ungenau oder überflüssig vorkamen sowie die Kritik an der Darstellungsweise von Textinhalten (14,2%) Gründe für eine negative Bewertung. Alle anderen Nennungen in den Kategorien blieben unter 10%.

Die vier übergeordneten Kategorien (unangemessene Textformalia (45,2%), Text vertieft nicht den Wissenserwerb (29,2%), Text ruft negative Wirkungen/Emotionen hervor (23,0%), Text gibt keine Handlungsanstöße (2,7%)) liefern ein ähnliches Bild wie bei der Auswertung der übergeordneten Kategorien bei den Texten zur Erhöhung der Gesundheitskompetenz. Wenn die Leser negativ auf bestimmte Textformalia reagieren, können sie ihre Gesundheitskompetenz nicht erhöhen. Es kann davon ausgegangen werden, dass diese Strukturelemente wichtig für die Leser sind, um die

Texte zu verstehen und um von ihnen profitieren zu können. Interessant ist jedoch, dass das Hervorrufen zu vieler negativer Emotionen und Wirkungen ebenfalls dazu führt, dass bei den Lesern keine Kompetenzerweiterung stattfindet. Die in dieser Arbeit neu entdeckten Reaktionen der Tester machen im Vergleich zu den anderen übergeordneten Kategorien einen nicht minderen Teil aus und sollten daher vermehrt betrachtet werden.

Dieses Kapitel dient dazu, die Ergebnisse noch ein weiteres Mal zusammenzufassen. Dafür wird folgenderweise vorgegangen:

Die positiven Nennungen der Tester in den Gruppendiskussionen trafen häufig auf ihr direktes Pendant bei den kritischen Nennungen. Um diese Ambivalenz angemessen darstellen zu können, werden in der folgenden Zusammenfassung die ähnlichen Kategorien, gegenüber gestellt. Diese Ergebnisdarstellung wird zusätzlich mithilfe zugeordneter Textarten und -kategorien unterfüttert, um eine Aussage zu den bevorzugten oder abgelehnten Textformen oder Inhalten treffen zu können. Einzeln stehende Kategorien werden am Ende dieses Kapitels zusammengefasst.

Übergeordnete Kategorien:
Kompetenzerweiterung/keine Kompetenzerweiterung durch Textformalia

Die *Darstellung* der Textinhalte war gewinnbringend für die Tester, wenn sie sachlich, detailliert und schlüssig war. Auch eine interessante und informative Darstellungsweise wurde positiv von den Testern bewertet. Dies traf nahezu ausgeglichen auf Kurzantworten und Merkblätter zu. Bei den Textkategorien schnitten jedoch Texte, die von speziellen Erkrankungen und Therapien handelten, am besten ab. Negative Stimmen wurden immer dann zur Darstellungsweise geäußert, wenn sie als langweilig, oberflächlich, unwissenschaftlich, unrealistisch oder verharmlosend empfunden wurde. Die negativen Nennungen bezogen sich erneut zum größten Teil auf die Kurzantworten. Bei den Textkategorien wurden Texte, die sich mit allgemeinen Themen und speziellen Erkrankungen und Therapien beschäftigten, am häufigsten genannt.

Kategorien: gute Darstellungsweise von Textinhalten/Kritik an der Darstellungsweise von Textinhalten	positive Nennungen (n = 95)	negative Nennungen (n = 16)
Textart		
Kurzantwort	47,4%	75%
Merkblatt	48,4%	25%
zusätzliches Element	4,2%	0%
Textkategorie		
Allgemeine Themen	20%	37,5%
Spezielle Erkrankungen und Therapien	41,1%	31,3%
Prävention	9,5%	0%
Leitlinien	2,1%	0%
Spezielle Erkrankungen und Medikamente	27,4%	31,3%

Die Tester waren ebenfalls einer Meinung bei der *Strukturierung* der Texte. Tester, die positive Bewertungen abgaben, fanden es hilfreich, wenn der Text zum Beispiel durch logischen Aufbau, etc. erkennbar strukturiert war. Dies betraf am häufigsten Kurzantworten und Texte, die von speziellen Erkrankungen und Therapien handelten. Die Tester, die laut ihrer Bewertung keine Erhöhung ihrer Gesundheitskompetenz feststellen konnten, gaben an, dass ihnen die Struktur im Text fehlte. Sie empfanden die Texte (häufig Kurzantworten über allgemeine Themen) dann häufig als durcheinander oder „chaotisch".

Kategorien: gute Strukturierung/Kritik an der Strukturierung	positive Nennungen (n = 52)	negative Nennungen (n = 8)
Textart		
Kurzantwort	50%	75%
Merkblatt	46,2%	25%
zusätzliches Element	3,8%	0%
Textkategorie		
Allgemeine Themen	19,2%	50%
Spezielle Erkrankungen und Therapien	46,2%	25%
Prävention	13,5%	0%
Leitlinien	3,8%	0%
Spezielle Erkrankungen und Medikamente	17,3%	25%

Der Aspekt der *Laienverständlichkeit* war den Testern besonders wichtig. Die Analyse der positiven Bewertungen ergab, dass der Verzicht auf Fremdwörter und eine verständliche Erklärung von Inhalten zur Erhöhung der Gesundheitskompetenz beitrug. Texte, die sich mit speziellen Erkrankungen und Therapien auseinander setzen, erfüllten dieses Kriterium laut der Meinung der Tester am besten.

Die qualitative Analyse hat ebenfalls ergeben, dass zu viele Abkürzungen, Fremdwörter oder englische Quellen im Text hinderlich für das Verständnis sind. Dies führte dazu, dass manche Texte (häufig Kurzantworten und Texte zu speziellen Erkrankungen und Therapien) von den Lesern negativ bewertet wurden.

Kategorien: Laienverständlichkeit/Kritik an der Verständlichkeit	positive Nennungen (n = 64)	negative Nennungen (n = 8)
Textart		
Kurzantwort	50%	75%
Merkblatt	45,3%	25%
zusätzliches Element	4,7%	0%
Textkategorie		
Allgemeine Themen	17,2%	37,5%
Spezielle Erkrankungen und Therapien	54,7%	50%
Prävention	10,9%	0%
Leitlinien	3,1%	0%
Spezielle Erkrankungen und Medikamente	14,1%	12,5%

Der *Umfang* der Texte wurde kritisiert, wenn er zu lang war und gelobt, wenn er kurz und knapp und nicht zu ausschweifend war. Die Tester lobten insgesamt 41 Texte, die einen geringen oder guten Umfang hatten. Diese Texte hatten bei den Merkblättern im Durchschnitt 9,7 Seiten, bei den Kurzantworten 5,2 Seiten und bei den Zusätzlichen Elementen 3,3 Seiten. Am zufriedensten waren die Tester mit dem Umfang bei den Texten zu speziellen Erkrankungen und Therapien.

Der zu lange Umfang betraf bei den Kurzantworten im Durchschnitt 6,6 Seiten. Bei den Merkblättern wurde nur ein Merkblatt mit 17 Seiten (NT09125) als zu umfangreich eingestuft. Texte zu allgemeinen Themen wurden zu zwei Drittel als zu lang empfunden.

Kategorien: guter/zu hoher Umfang	positive Nennungen (n = 41)	negative Nennungen (n = 6)
Textart		
Kurzantwort	43,9%	83,3%
Merkblatt	48,8%	16,7%
zusätzliches Element	7,3%	0%
Textkategorie		
Allgemeine Themen	22%	66,7%
Spezielle Erkrankungen und Therapien	51,2%	33,3%
Prävention	17,1%	0%
Leitlinien	0%	0%
Spezielle Erkrankungen und Medikamente	9,8%	0%

Der *Schreibstil* traf auf Zustimmung bei den Testern, wenn er einfach, flüssig, schlicht und klar war. Dies traf auf 53% der Kurzantworten zu. Tester, die negativ bewerteten, gaben in den Gruppendiskussionen an, dass ihnen die Texte einerseits zu einfach geschrieben waren und andererseits zu schwer. Ersteres führte dazu, dass sie sich nicht ernst genommen fühlten. Letzteres machte ihnen das Rezipieren der Textinhalte schwer. Diese Ambivalenz betraf fast ausschließlich Kurzantworten.

Kategorien: guter Schreibstil/Kritik am Schreibstil	positive Nennungen (n = 66)	negative Nennungen (n = 5)
Textart		
Kurzantwort	53%	80%
Merkblatt	40,9%	20%
zusätzliches Element	6,1%	0%
Textkategorie		
Allgemeine Themen	24,2%	40%
Spezielle Erkrankungen und Therapien	39,4%	60%
Prävention	19,7%	0%
Leitlinien	1,5%	0%
Spezielle Erkrankungen und Medikamente	15,2%	0%

Zahlen trugen zur Erhöhung der Gesundheitskompetenz bei, wenn sie den Testern eine Orientierung, Vergleichsmöglichkeit oder Sicherheit lieferten. Die Tester gaben diese Eigenschaften zu zwei Dritteln bei Kurzantworten und häufig bei Texten zu speziellen Erkrankungen und Therapien an. Die Zahlen waren jedoch nicht hilfreich zur Kompetenzerweiterung, wenn sie zu häufig vorkamen, den Testern unsortiert erschienen oder in der Darstellungsweise (z. B. Prozentangaben) unangemessen waren.

Kategorien: angemessener Umgang mit Zahlen/Kritik an der Zahlendarstellung	positive Nennungen (n = 20)	negative Nennungen (n = 4)
Textart		
Kurzantwort	75%	50%
Merkblatt	20%	50%
zusätzliches Element	5%	0%
Textkategorie		
Allgemeine Themen	15%	50%
Spezielle Erkrankungen und Therapien	45%	50%
Prävention	15%	0%
Leitlinien	0%	0%
Spez. Erkrankungen und Medikamente	25%	0%

Die *Anschaulichkeit* der Texte wurde im Vergleich zu anderen Kategorien nicht häufig erwähnt. Sie war den Testern jedoch trotzdem ein wichtiges Anliegen. Die positiven Bewertungen beinhalteten Lob für im Text enthaltende Beispiele oder Abbildungen, die die Vorgänge „realer" werden ließen. Dies betraf die meisten Merkblätter und Texte zu speziellen Erkrankungen und Therapien.

Kritik zur Anschaulichkeit wurde ebenfalls nur wegen fehlender Abbildungen geäußert und betraf lediglich ein Merkblatt zu speziellen Erkrankungen und Therapien.

Kategorien: Anschaulichkeit/keine Anschaulichkeit	positive Nennungen (n = 7)	negative Nennungen (n = 1)
Textart		
Kurzantwort	28,6%	0%
Merkblatt	71,4%	100%
zusätzliches Element	0%	0%
Textkategorie		
Allgemeine Themen	14,3%	0%
Spezielle Erkrankungen und Therapien	71,4%	100%
Prävention	14,3%	0%
Leitlinien	0%	0%
Spezielle Erkrankungen und Medikamente	0%	0%

Übergeordnete Kategorien:

Text vertieft den Wissenserwerb/Text vertieft nicht den Wissenserwerb:

Ein Teil der Tester gab an, dass es hilfreich für sie sei, wenn die Texte eine *Wissenserweiterung* für sie darstellten oder sie anderen Menschen mit dem neu erworbenen Wissen helfen können. Die Kurzantworten verhalfen ihnen in dem Fall zu einer höheren Wissenserweiterung als die Merkblätter und Zusätzlichen Elemente. Texte, die sich mit speziellen Erkrankungen und Therapien auseinandersetzten waren, laut Meinung der Tester, am häufigsten für die Kompetenzerweiterung geeignet. Tester, die auf dem standardisierten Fragebogen angekreuzt haben, dass ein Vertrauen in ihre eigene Kompetenz geweckt wird (201 Tester), haben teilweise auch angekreuzt, dass sie aus den Texten Neues gelernt haben. Beide Extremausprägen wurden von 79 Testern gleichzeitig angekreuzt, was einem Anteil von 39,3% entspricht. Es kann also sowohl aus der qualitativen als auch aus der quantitativen Analyseform geschlossen werden, dass eine Kompetenzerweiterung zu einem hohen Anteil von der Wissenserweiterung abhängt.

Tester, die keine Kompetenzerweiterung feststellten, beanstandeten die Texte aus folgenden Gründen: Sie gaben an, dass sie aus den Texten keine Antwort erhalten haben, nichts Neues gelernt haben oder weitere Informationen brauchen, um ihre Fragen beantwortet zu bekommen. Diese negativen Bewertungen wurden zum größten Teil bei Kurzantworten abgegeben. Bei den Textkategorien wurden die Texte, die sich mit Speziellen Erkrankungen und Therapien auseinander gesetzt haben, am häufigsten kritisiert.

Aus der quantitativen Analyse wurde deutlich, dass 38 Tester angekreuzt haben, durch die Texte gar kein Vertrauen in die eigene Kompetenz erhalten zu haben. 7 dieser 38 Tester haben zusätzlich noch angekreuzt, aus den Texten gar nichts Neues gelernt zu haben. Dies entspricht einem Anteil von 18,4%. Das Gefühl der Tester, ihre Gesundheitskompetenz nicht verbessern zu können, ist folglich nur zu knapp einem Fünftel von der Wissenserweiterung abhängig. Es kann also davon ausgegangen werden, dass für die Tester auch noch andere Beweggründe ausschlaggebend sind, um die Texte im Bezug auf ihre eigene Kompetenzerweiterung zu kritisieren.

Kategorien: Wissenserweiterung/keine Wissenserweiterung	positive Nennungen (n = 89)	negative Nennungen (n = 17)
Textart		
Kurzantwort	58,4%	88,2%
Merkblatt	39,3%	11,8%
zusätzliches Element	2,2%	0%
Textkategorie		
Allgemeine Themen	19,1%	17,6%
Spezielle Erkrankungen und Therapien	42,7%	53%
Prävention	19,1%	0%
Leitlinien	1,1%	0%
Spezielle Erkrankungen und Medikamente	18%	29,4%

Die *Textinhalte* wurden einerseits gelobt, weil sie individuell waren oder den Testern neuartig vorkamen. Dies traf relativ ausgeglichen auf Merkblätter und Kurzantworten zu. Texte, die sich allgemeinen Themen gewidmet haben, wurden in dieser Subkategorie am häufigsten genannt. Textinhalte wurden jedoch auch häufig kritisiert, weil sie nach Ansicht der Tester zu ungenau oder unvollständig waren oder überflüssige Inhalte im Text vorkamen. Die negativen Nennungen bezogen sich zum größten Teil auf die Kurzantworten und auf Texte, die sich inhaltlich auf Spezielle Erkrankungen und Therapien bezogen.

Kategorien: treffende Inhalte/Kritik an den Inhalten	positive Nennungen (n = 9)	negative Nennungen (n = 16)
Textart		
Kurzantwort	44,4%	68,8%
Merkblatt	55,6%	31,3%
zusätzliches Element	0%	0%
Textkategorie		
Allgemeine Themen	55,6%	31,3%
Spezielle Erkrankungen und Therapien	22,2%	50%
Prävention	11,1%	0%
Leitlinien	0%	0%
Spezielle Erkrankungen und Medikamente	11,1%	18,8%

Übergeordnete Kategorien:

Text ruft Emotionen/Wirkungen hervor/Text ruft negative Emotionen/Wirkungen hervor

Auch das Hervorrufen von *Emotionen* führte zu unterschiedlichen Reaktionen der Tester. Positive Wirkungen hatten die Textinhalte, wenn die Tester aus ihnen Mut, Hoffnung und Beruhigung schöpften. Dies traf zu 72,7% auf die Merkblätter zu.

Negative Wirkungen waren eher mit Emotionen wie Wut, Misstrauen, Pessimismus, Verwirrung oder Unsicherheit verbunden. Emotionale und insbesondere irrationale Reaktionen auf sachliche Botschaften sind bereits in der Literatur beschrieben (Steckelberg, Kasper und Mühlhauser 2007) und konnten somit in der vorliegenden Untersuchung bestätigt werden. Die zuletzt erwähnten negativen Bewertungen wurden am häufigsten bei den Kurzantworten (65%) entdeckt und bei Texten, die sich mit speziellen Erkrankungen und Therapien (50%) auseinander setzten.

Kategorien: positive/negative Emotionen werden hervorgerufen	positive Nennungen (n = 22)	negative Nennungen (n = 20)
Textart		
Kurzantwort	27,3%	65%
Merkblatt	72,7%	35%
zusätzliches Element	0%	0%
Textkategorie		
Allgemeine Themen	36,4%	30%
Spezielle Erkrankungen und Therapien	31,8%	50%
Prävention	18,2%	0%
Leitlinien	4,5%	0%
Spezielle Erkrankungen und Medikamente	9,1%	20%

Die Auswertung der Wortbeiträge ergab, dass manche Tester durchaus positiv auf *evidenzbasierte Patienteninformationen* reagierten. Sie lobten, dass auch Zweifel an Therapieformen oder negative Aspekte erwähnt wurden. Kurzantworten wurden in dieser Kategorie am häufigsten positiv bewertet. Texte, die sich mit speziellen Erkrankungen und Therapien oder Medikamenten auseinandersetzten, kamen ebenfalls mehrfach vor. Andererseits wurde bei der Analyse der Wortbeiträge der negativ bewerteten Texte (ausschließlich Kurzantworten) deutlich, dass den Testern konkrete Ergebnisse aus den Studien fehlten. Dies bestätigt die Akzeptanzprobleme für evidenzabsierte Patienteninformationen, die häufig auf eine nicht erfüllte Erwartungshaltung und mangelnde Gewohnheit im Umgang mit dieser Art der Informationen zurückzuführen ist. Diese Tester wünschen sich eher traditionelle und bekannte Informationsarten.

Kategorien: EBPI werden positiv/ negativ aufgenommen	positive Nennungen (n = 31)	negative Nennungen (n = 4)
Textart		
Kurzantwort	71%	100%
Merkblatt	29%	0%
zusätzliches Element	0%	0%
Textkategorie		
Allgemeine Themen	12,9%	25%
Spezielle Erkrankungen und Therapien	45,2%	50%
Prävention	12,9%	0%
Leitlinien	3,2%	0%
Spezielle Erkrankungen und Medikamente	25,8%	25%

Aus den Wortbeiträgen der Tester konnte entnommen werden, dass sie es als positiv empfanden, wenn der *Patient im Mittelpunkt* stand. Dies war zum Beispiel immer dann der Fall, wenn eine persönliche Ansprache verwendet wurde oder die Tester die Informationen auf ihren eigenen Körper beziehen konnten. Diese Bewertungen fanden sich häufig bei Merkblättern und bei Texten zu speziellen Erkrankungen und Therapien. Negative Stimmen zu diesem Punkt wurden immer dann geäußert, wenn der Text zu sachlich war oder der Betroffene allein gelassen wird und sich dadurch eine Überforderung einstellen könnte.

Kategorien: Patient im Mittelpunkt/ Patient nicht im Mittelpunkt	positive Nennungen (n = 45)	negative Nennungen (n = 2)
Textart		
Kurzantwort	37,8%	50%
Merkblatt	55,6%	50%
zusätzliches Element	6,7%	0%
Textkategorie		
Allgemeine Themen	24,4%	0%
Spezielle Erkrankungen und Therapien	53,3%	50%
Prävention	8,9%	0%
Leitlinien	2,2%	0%
Spezielle Erkrankungen und Medikamente	11,1%	50%

Übergeordnete Kategorien:
Text gibt Handlungsanstöße/Text gibt keine Handlungsanstöße

Entgegen ihrer Erwartungen fanden die Tester, die die Texte negativ im Bezug auf eine Erhöhung ihrer Gesundheitskompetenz bewerteten, keine konkreten *Handlungsanweisungen* oder eine Checkliste im Text, die ihnen eigentlich zur Orientierung verhelfen sollten. Diese Kritik wurde zu zwei Dritteln bei den Kurzantworten geäußert.

Die Tester, die die Texte zur Erhöhung ihrer Gesundheitskompetenz nutzen konnten, machten ähnliche Aussagen in den Gruppendiskussionen. Sie lobten z. B. Mengenempfehlungen und Alternativtherapien, die in einigen Texten (Kurzantworten und Merkblätter) geschildert wurden.

Kategorien: Handlungsanweisungen/keine Handlungsanweisungen	positive Nennungen (n = 46)	negative Nennungen (n = 3)
Textart		
Kurzantwort	43,5%	66,7%
Merkblatt	56,5%	33,3%
zusätzliches Element	0%	0%
Textkategorie		
Allgemeine Themen	19,6%	33,3%
Spezielle Erkrankungen und Therapien	50%	66,7%
Prävention	21,7%	0%
Leitlinien	2,2%	0%
Spezielle Erkrankungen und Medikamente	6,5%	0%

Die weiteren allein stehenden Kategorien *partizipativer Schreibstil, Umgang mit Professionellen, Text ermöglicht dem Leser Selbsthilfe, Verständnis für Betroffene, umfassende Information, Interesse geweckt* und *Ziel/Zielgruppe nicht klar* werden an dieser Stelle zusammengetragen. Zusammenfassend lässt sich feststellen, dass die Tester es begrüßten, wenn die Texte ihnen kompakte Informationen lieferten, die es ihnen ermöglichten, selbst aktiv zu werden und Eigeninitiative zu ergreifen. Auch der selbstbewusstere Umgang mit Ärzten oder anderen Professionellen im Gesundheitswesen eröffnet ihnen weitere Handlungsmöglichkeiten und macht sie autonomer in ihren Entscheidungen. Das Aufzeigen bestimmter Erkrankungs- oder Beschwerdebilder half ihnen, sich in betroffene Personen hineinzuversetzen. Dies machte sie ebenfalls kompetenter im Umgang mit den Themen. Insgesamt wurden die Merkblätter in diesen Kategorien am häufigsten gelobt. Die Texte zu speziellen Erkrankungen und Therapien wurden ähnlich oft benannt, wie die Texte zu speziellen Erkrankungen und Medikamenten.

Die Kritik in der Kategorie *Ziel/Zielgruppe nicht klar* betraf in der Regel Kurzantworten, die sich mit allgemeinen Themen befassten. Hier war den Testern nicht bewusst, an wen der Text sich richtet.

7. Diskussion

In diesem Kapitel sollen die ermittelten Ergebnisse aus dieser Arbeit im Kontext anderer wissenschaftlicher Arbeiten bewertet und interpretiert werden.

Dieses Kapitel wird zur besseren Übersicht in verschiedene Abschnitte unterteilt. Zunächst werden die Ergebnisse aus der quantitativen Analyse diskutiert und bestehende Limitationen aufgezeigt. Im zweiten Teil wird näher auf die Ergebnisse aus der qualitativen Analyse eingegangen und ebenfalls um weitere Einschränkungen ergänzt, die bei der Auswertung entstanden sind.

7.1 Diskussion der quantitativen Analyse

Um die in der Einleitung formulierten Fragestellungen zusammenfassend beantworten zu können, wird in diesem Kapitel zur besseren Übersichtlichkeit die Reihenfolge aus der Ergebnisdarstellung übernommen.

Bei der Analyse des Zusammenhangs zwischen dem *Geschlecht* und der Bewertung der Texte wurde ersichtlich, dass sich signifikante Unterschiede zwischen Männern und Frauen bei den Kategorien „Glaubwürdigkeit der Informationen", „Neues gelernt" und „Vertrauen in die eigene Kompetenz" ergeben. Die Ergebnisse deuten darauf hin, dass Frauen durch die Informationstexte einen höheren Zugewinn beim Vertrauen in die eigene Kompetenz haben. Männer sind hingegen eher der Meinung, dass sie durch die Texte etwas Neues gelernt haben. Diese Ergebnisse finden sich in der Theorie wieder, die ebenfalls die Frau als die Person der Informationssuchenden im Familienverbund sieht (Vgl. Detmer et al. 2003; vgl. Leydon et al. 2000). Männer lernen daher mehr aus den IQWiG-Texten, da anzunehmen ist, dass sie sich vorher nicht ebenso stark informiert haben, wie die Frau. Erwähnt werden muss an dieser Stelle jedoch, dass die Analyse der Daten ergab, dass Männer den Texten gegenüber kritischer eingestellt sind. Die Frauen schenken den Texten eine höhere Glaubwürdigkeit. Leydon et al. (2000) erwähnt ebenfalls, dass Männer vorzugsweise Informationen über ihre Erkrankung vermeiden, um schlechte Nachrichten auszublenden. Dies

würde zum Teil ihre kritischere Haltung gegenüber den Gesundheitsinformationen des IQWiG erklären.

Die Ergebnisse der Datenanalyse zeigen auf, dass chronisch kranke Testleser kritischer mit den Texten umgehen, als ihre gesunden Mitbewerter. Die
negativen Wirkungen der Textinhalte (Infos machen misstrauisch, Infos
machen Angst, Infos sind verwirrend) werden von den erkrankten Testlesern
signifikant stärker erfahren als von den nichterkrankten Lesern. Auch
Detmer et al. (2003) und Voth (2008) erwähnen den starken Einfluss der
Informationen im Krankheitsfall. Die chronisch erkrankten Personen haben
in der Regel mehr Zeit sich zu informieren und diese Informationen auch
kritisch zu reflektieren. Der autonome und an Nützlichkeit orientierte Umgang mit den krankheitsspezifischen Informationen kann einen großen
Einfluss auf die Lebensqualität der Kranken haben, da sie sich womöglich
für eine Behandlungsoption von vielen entscheiden müssen. Die kritische
Haltung kann also eine logische Konsequenz aus dem Krankheitshandeln
der Tester sein, die es als vorrangiges Ziel ansehen, ihre Erkrankung zu
bewältigen. Erkrankte Testleser haben in der vorliegenden Datenanalyse
außerdem ein tendenziell stärker ausgeprägtes Vertrauen in die eigene
Kompetenz aus den IQWiG-Texten entwickelt. Es kann also vermutet
werden, dass sie durch die Texte einen inhaltlichen Zugewinn erhalten, der
ihnen im Umgang mit ihrer Erkrankung hilft. Leydon et al. (2000) erwähnte
jedoch auch den unterschiedlich ausgeprägten Informationswunsch und das
wandelnde Interesse an Informationen im Krankheitsfalle. Die Ergebnisse
der Analyse sollten folglich mit Vorsicht betrachtet werden, da erkrankte
Personen in ihrem Informationsverhalten variieren können und die Informationen nicht immer zur Kompetenzerweiterung nutzen können.

Der Aspekt des Alters wurde in der quantitativen Analyse dieser Arbeit
ebenfalls untersucht. Aus den Ergebnissen kann geschlussfolgert werden,
dass die jüngeren Testleser (bis 24 Jahre) weniger misstrauisch mit den
Textinhalten umgehen, einen Kompetenzgewinn feststellen und den Texten
darüber hinaus mehr Glaubwürdigkeit schenken, als ihre älteren
Mitbewerter. Aus der Forschung ist bekannt, dass jüngere Nutzer in der
Regel ein höheres Maß an Selbstbestimmung wünschen. Sie haben jedoch

auch weniger persönliche Erfahrungen mit Gesundheitsthemen gesammelt und sind grundsätzlich noch nicht in der Rolle der Entscheidungsträger verankert (Vgl. Hamann et al. 2007). Dies würde mit den Ergebnissen dieser Analyse übereinstimmen, die besagen, dass jüngere Testleser unkritischer mit den Textinhalten des IQWiG umgehen und eher den Eindruck gewinnen, etwas Neues zu erlernen.

Die mittlere Altersgruppe kann als die kritischste Bewertergruppe angesehen werden. Die Tester in diesem Alter stufen die Items mit einer negativen Assoziation höher ein und bewerten alle übrigen Items verhältnismäßig kritischer als die anderen Altersgruppen. Sie befinden sich möglicherweise in einem Übergang aus dem jugendlichen und krankheitsfreien Leben in den mittleren Lebensabschnitt, der womöglich durch die Erwerbstätigkeit, einem Verantwortungsgefühl gegenüber der Familie und weiteren Eigenschaften geprägt ist. Möglicherweise beginnt in dieser Lebensphase die erste Identifikation mit einem nicht ewig währenden krankheitsfreien Leben. Diese Ergebnisse lassen sich ebenfalls mit den Erkenntnissen aus der Theorie verknüpfen, die besagen, dass ältere Nutzer ohnehin krankheitsanfälliger sind und ein hohes Vertrauen in die Meinung des behandelnden Arztes legen. Die kritische Haltung gegenüber den Informationen kann einerseits aus einer Angst entstehen, hinter der die Vorannahme steht, mit mehr Wissen die schwierige Krankheitssituation noch zu verschlimmern (Vgl. Leydon et al. 2000; vgl. Detmer et al. 2003). Andererseits kann die Kritik auch aus einer hoch ausgeprägten Autonomie oder Mündigkeit der älteren Nutzer entstehen.

Die Analyse der Bewertungen in Abhängigkeit vom *Bildungsgrad* ergab, dass die Testleser, die einen niedrigen Bildungsgrad haben, weniger kritische Bewertungen abgeben als ihre Mitbewerter aus den höheren Bildungsschichten. Die Testleser aus der niedrigen Bildungsschicht haben ebenfalls bessere Bewertungen bei dem Item „Infos wecken Vertrauen in die eigene Kompetenz" abgegeben und konnten durch die Texte ihre Gesundheitskompetenz womöglich in einem vergleichsweise deutlich höheren Maße verbessern. Die mögliche Interpretation dieser Ergebnisse, dass diese Lesergruppe wahrscheinlich unreflektierter mit den Inhalten der getesteten

Texte umgeht, findet sich in der Theorie wieder. Detmer et al. (2003) beschreiben beispielsweise, dass der Bildungsgrad die Fähigkeit beeinflusst, Informationen aufzunehmen und zu verarbeiten. Die Einschätzung der persönlichen Gefährdung, die an den Bildungsgrad geknüpft sein kann, hat ebenfalls einen Einfluss auf das Stadium des Verstehens, des Erinnerns und der Akzeptanz der Information.

Die quantitative Analyseform in dieser Arbeit weist gewisse Limitationen bei der Interpretation auf, die an dieser Stelle näher erläutert werden sollen:

So ist beispielsweise eine Vergleichbarkeit der Bewertungen nicht zwingend gegeben, da die Textstrukturen (Kurzantworten, Merkblätter, Zusätzliche Elemente) und Textinhalte (Medikamente, Leitlinien, Prävention, Therapien, allgemeine Themen) unterschiedlich sind und die Tester dadurch eventuell verschiedene Schwerpunkte bei der Vergabe ihrer Bewertung gesetzt haben. Hinzu kommt, dass das Grundlagenmaterial heterogen ist. In jedem Informationspaket werden andere Texte integriert, was dazu führt, dass die Bewertungen für die Texte untereinander nicht vergleichbar sind. Es ist auch anzunehmen, dass die Bewertungen der Tester pro Infopaket ähnlich ausfallen, da die Tester lediglich die Texte im vorliegenden Infopaket kennen und miteinander vergleichen können. Ein übergeordneter Vergleich zu den bereits im Internet erschienenen Texten ist somit nicht möglich.

Die ermittelten Ergebnisse weisen Parallelen und geringe Abweichungen zu den in der aktuellen Forschung aufgeführten Erkenntnissen. Die eingangs erwähnte Fragestellung, ob sich bestimmte Nutzergruppen identifizieren lassen, die die Gesundheitsinformationen des IQWiG besonders charakteristisch bewerten, kann jedoch beantwortet werden. Daraus ergeben sich nähere Handlungsempfehlungen für die Autoren der IQWiG-Texte, die in gebündelter Form im Kapitel 8 Erwähnung finden.

7.2 Diskussion der qualitativen Analyse

Laut Hurrelmann (2001) sollte es das Ziel sein, Wissen zu vermitteln, das den Adressaten in seiner Lebenswelt trifft und seine individuellen Problembewältigungskompetenzen stärkt. Dies hat zur Folge, dass Informationsmaterialien, die zur Gesundheitskompetenzerhöhung beitragen sollen, an den

Bedürfnissen des Lesers ausgerichtet werden sollten. Aus diesem Grund wurde eine qualitative Datenanalyse der Wortprotokolle aus den Gruppendiskussionen durchgeführt (siehe Kapitel 4.2.2). Die Ergebnisse aus dieser Analyse sollen Hinweise liefern, die darauf schließen können, welche Inhalte und/oder Merkmale der Informationen des IQWiG tatsächlich zu einer Erhöhung der Gesundheitskompetenz führen und welche nicht. Die folgende Darstellungsweise entspricht der Ergebnisdarstellung aus dem Kapitel 6.2 und wird nun kritisch diskutiert. Außerdem wird die Diskussion um methodische Limitationen ergänzt, die bei der Auswertung entstanden sind.

Wie im Ergebnisteil dargestellt, trug ein Text, der **angemessene Formalia** aufweisen konnte, am häufigsten zu einer Kompetenzerweiterung der Leser bei. Dies resultiert vor allem daraus, dass die Leser durch gute Formalia Texte besser aufnehmen und verstehen können. Die Versunsicherung und Überforderung, die durch zu komplizierte und schlecht strukturierte Texte entstehen könnte, bleibt in dem Fall aus.

Die angemessene *Darstellung* von Textinhalten war für die Nutzer der wesentlichste Grund für eine Erhöhung ihrer Gesundheitskompetenz. Dies wird auch von Steckelberg et al. (2005) bestätigt, die die Art und Weise wie Informationen dargestellt werden, als eine Beeinflussung des Verständnisses und Entscheidungsverhaltens der Nutzer sieht. Sachliche und schlüssige Texte sowie eine detaillierte, ausführliche und interessante Darstellung wurden in der Datenanalyse von den Lesern positiv bewertet. Die soeben genannten Anforderungen an die Darstellungsweise der Texte ergaben sich trotz der unterschiedlichen Eigenschaften der Tester. Es kann also davon ausgegangen werden, dass die von den Testern erwähnten Anforderungen an die Darstellungsweise als wesentliches Element für eine Erhöhung der Gesundheitskompetenz berücksichtigt werden können. Damit die evidenzbasierten Gesundheitsinformationen eine Relevanz für die Nutzer haben, sollten sie sich daher auch in Zukunft an den Bedürfnissen der Leser orientieren (Vgl. Mühlhauser, Meyer und Steckelberg 2010).

Die Laien empfinden es als hilfreich, wenn die Inhalte *anschaulich* dargestellt werden. Damit sind jedoch nicht nur Abbildungen und Beispiele gemeint. Auch ein anschaulicher Sprachstil half den Testern sich die

Vorgänge realer vorstellen zu können und ihre Gesundheitskompetenz zu erweitern. Auch Steckelberg et al. (2005) sieht es als sinnvoll an, dass die Texte durch angemessene grafische Darstellungen ergänzt werden sollten, um das Verständnis der Leser zu verbessern. Dieses Element sollte folglich als ein wichtiger Baustein in den Texten des IQWiG integriert werden.

Die Tester gaben einen kurzen und knappen *Umfang* der Texte als Grundlage für eine Erweiterung ihrer Gesundheitskompetenz an. Hierbei variierte die durchschnittlich bevorzugte Seitenanzahl jedoch je nach Textart (Merkblatt, Kurzantwort, Zusätzliche Elemente) (siehe Kapitel 6.2.3). Es muss dabei auch berücksichtigt werden, dass sich die erwünschte Seitenzahl der Texte je nach Testergruppe anders ergeben könnte. Dies ist abhängig von der bereits bestehenden Gesundheitskompetenz der Nutzer. Wie Baker (2006) beschreibt, ist die individuelle Lesekompetenz von den bereits bestehenden Vorkenntnissen (Vokabular, Kenntnissen im Gesundheitssystem) und dem vorliegenden Lesefluss abhängig. Es könnte also sein, dass Tester mit einer besseren Lesekompetenz einen längeren Textumfang als nicht störend empfinden, während andere Tester den Text nicht zu Ende lesen werden. Dies hat zur Folge, dass möglichst darauf verzichtet werden sollte, Texte zu ausschweifend darzustellen. Eine Vorgabe für eine zu empfehlende Seitenanzahl ist jedoch nicht abschließend möglich. Hierfür sind weitere spezifische Analysen erforderlich.

Der Aspekt der *Laienverständlichkeit* wird von vielen Testern als ein wesentliches Element für die Erhöhung der Gesundheitskompetenz erachtet. Hierfür ist ihnen insbesondere das Vermeiden von Fremdwörtern und englischen Quellen wichtig. Die Erkenntnisse aus der aktuellen Forschung bestätigen dies (Vgl. Badarudeen und Sabharwal 2010). Darüber hinaus können noch weitere Textelemente und ein angemessenes Layout integriert werden, die den Lesern die Verständlichkeit erleichtern können (siehe Kapitel 3.2.1). Die Tester benannten während der Gruppendiskussionen jedoch in der Regel keine detaillierte Beschreibung für verständliche Textmerkmale, die im Text zusätzlich untergebracht werden sollten. Daher können an dieser Stelle keine konkreten Vorschläge der Tester diskutiert werden. Nähere Hinweise gibt es jedoch bei der Formulierung eines guten

Schreibstils der Texte. Dieser trug zum Beispiel dann zur Erhöhung der Gesundheitskompetenz bei, wenn er einfach gehalten war, bzw. eine gute Satzstruktur aufwies. Diese und weitere Eigenschaften sind ebenfalls in der Theorie erwähnt worden und könnten daher als feste Textbestandteile integriert werden (Vgl. Groeben 1982; Groeben und Christmann 1989). Die Integration von *Zahlen* kann ebenso zum besseren Textverständnis der Leser beitragen. Darüber hinaus lösten sie eine Gesundheitskompetenzerhöhung aus, wenn sie den Lesern Sicherheit und Orientierung vermittelten und bei der Risikowahrnehmung oder Vergleichsmöglichkeit unterstützten. Diese Reaktionen der Tester finden auch in der Literatur Erwähnung. Steckelberg et al. (2005) empfiehlt beispielsweise, dass Zahlen vor allem eine Beeinflussung der Leser vermeiden sollen. Daher sollten Risikoinformationen nicht als alleinige Aussage im Text stehen gelassen werden.

Es muss jedoch zusätzlich beachtet werden, dass die Leser diese Aspekte immer unter dem Bezug ihrer eigenen Lesekompetenz betrachtet haben, die, wie bereits mehrfach beschrieben, variieren kann. Außerdem sind die Textarten durch ihren grundsätzlichen Aufbau unterschiedlich. Merkblätter haben zwar einen größeren Umfang, aber sind nach Ansicht des IQWiG in der Regel einfacher geschrieben als Kurzantworten (siehe Kapitel 3.4.2). Die Kurzantworten haben bei der qualitativen Datenanalyse jedoch im direkten Vergleich bessere Ergebnisse bei der Laienverständlichkeit erzielt (siehe Kapitel 6.2.3).

Die Leser nutzen die Texte zur Kompetenzerweiterung, wenn sie dadurch ihren **Wissenserwerb vertiefen** können. Aussagen der Tester, die dieser übergeordneten Kategorie zugeordnet werden konnten, waren keine Seltenheit. Dies führt dazu, dass es zum zweitwichtigsten inhaltlichen Merkmal wird, den ein Text aufweisen sollte.

Wenn Texte die Eigenschaft besitzen, das *Wissen* ihrer Leser *erweitern* zu können, wird die Gesundheitskompetenz erhöht. Diese an sich logische Konsequenz nannten viele der Tester in den Gruppendiskussionen. Für die Tester ist jedoch auch bedeutend, wie vollständig ein Text ist. Wenn Tester das Gefühl vermittelt bekamen, zur vollkommenen Information noch weitere Texte zu benötigen, haben sie es nicht als Kompetenzerweiterung empfunden. Es ist jedoch wichtig zu erwähnen, dass die Wissenserweiterung sehr subjektiv und auch individuell geprägt ist. Sie ist sowohl vom individuellen Themenbezug als auch vom vorliegenden Gesundheitskompetenz-Niveau der Tester abhängig. Wie bereits ebenfalls in der Magisterarbeit von Dr. Irene Hirschberg (2010) erwähnt, sind die Reaktionen der Tester vor dem Hintergrund eigener Erfahrungen, Einstellungen und Wertvorstellungen zu sehen. Daher kann der Wissensstand zu Gesundheitsthemen sehr unterschiedlich sein. Eine Kompetenzerweiterung findet darüber hinaus nicht nur statt, wenn die Tester das Gefühl haben, etwas Neues zu lernen. Sie ist auch von vielen anderen Faktoren abhängig. Wie Baker (2006) erwähnt, können z. B. die Lebenswelt oder die Persönlichkeit der Nutzer beeinflussen, was Leser bereits für Vorkenntnisse mitbringen oder was sie für eine Einstellung gegenüber bestimmten Gesundheitsthemen haben. Eine positive „innere" Einstellung eines Lesers kann also zu einer differenzierten Wissenserweiterung führen, als eine geringe Motivation eines anderen Lesers. Die Erweiterung des Wissens durch die Texte des IQWiG ist nicht nur an die Inhalte geknüpft, sondern auch stark von der Individualität der Leser abhängig. Dieser Aspekt kann daher nicht als festes Merkmal in den Texten zur Erhöhung der Gesundheitskompetenz eingestuft werden.

Die Tester äußerten keine spezifischen *Inhalte* der Texte als Begründung für ihre Kompetenzerhöhung. Sie empfanden die Inhalte jedoch im Allgemeinen als positiv oder im Besonderen aufgrund ihrer Neuheit oder Individualität. Diese Äußerungen erklären sich jedoch zum einen dadurch, dass die Tester grundsätzlich als eine an Gesundheitsthemen interessierte Personengruppe eingestuft werden kann. Es kann angenommen werden, dass sie bereits im Vorfeld selbstständig viele Informationen gesammelt haben. Daher nehmen sie womöglich spezielle Inhalte, die anderen Lesern zur Kompetenzerhöhung beitragen könnten, nicht mehr im selben Umfang wahr. Zum anderen haben sie die Texte des IQWiG nicht eigenständig gesucht. Sie wurden ihnen in der Nutzertestung unabhängig von ihrer aktuellen Interessenslage angeboten. Daher sind die Aussagen der Tester auch nicht mit den theoretischen Darlegungen von Coulter, Entwistle und Gilbert (1999) vergleichbar, die insbesondere Inhalte über die Erkrankung, die Prognose oder Behandlungsmaßnahmen als beliebte Textinhalte von Lesern darstellten.

Das Hervorrufen von **Wirkungen und Emotionen** durch die Texte macht ebenfalls einen großen Teil bei der Erweiterung der Kompetenz durch die Texte aus und ist daher bei der Erstellung von Gesundheitsinformationen besonders zu beachten.

Die *Emotionen* sind sowohl mit negativen als auch positiven Reaktionen der Tester verbunden. Die Tester empfinden es beispielsweise auch als Kompetenzerweiterung, wenn negative Reaktionen durch die Texte hervorgerufen werden. Wie in Kapitel 6.2.1 dargestellt, sagten einige Tester, dass die Textinhalte erschreckend seien. Diese Emotion kann auch als Aktivierung oder Alarmierung genutzt werden, wobei die Autoren das Kriterium der nicht-angsterregenden Sprache bei EBPI beachten sollten (Vgl. Steckelberg et al. 2005). Die Informationen riefen bei den Testern auch Beruhigung oder Hoffnung hervor. Diese Emotionen wurden besonders als Kompetenzerweiterung empfunden, weil die Tester den Eindruck vermittelt bekamen, informiert zu sein und selbst einen Ausweg aus ihrer fakultativen Situation zu finden. Die entspricht laut Bastian, Bühler und Sawicki (2009) den Zielen einer EBPI, die ein Selbstmanagement mit der Erkrankung und die bestmögliche Nutzung des Versorgungssystems gewährleisten soll. Das Hervorrufen von Emotionen als eine Eigenschaft von Texten zu identifizieren, um eine Gesundheitskompetenz zu erhöhen, ist jedoch nicht ohne weiteres möglich, da die Reaktionen der Tester nicht vorhergesehen werden können. Einige Tester können durch einen individuellen Bezug zum Thema womöglich stärkere Emotionen hervorrufen, als andere nicht betroffene Tester. Erkrankte Personen haben beispielsweise bereits Vorerfahrungen mit Therapien, etc. gesammelt und entwickeln daher in der Regel zweckgebundene Informationsbedürfnisse (Vgl. Voth 2008). Sollten Textinhalte dann nicht ihren Bedürfnissen entsprechen, könnte dies zur Folge haben, dass sie negative Emotionen wie Wut, Verwirrung oder Misstrauen entwickeln. In den analysierten Gruppendiskussionen war dies beispielsweise der Fall, wenn die Tester den Eindruck hatten, dass der Autor sie „für dumm verkauft".

Wie in der Ergebnisdarstellung beschrieben, waren die Reaktionen auf die evidenzbasierten Inhalte der IQWiG-Informationsmaterialien ambivalent. Einige Tester konnten mit deren Hilfe eine Erweiterung ihrer Gesundheitskompetenz feststellen. Sie reagierten in dem Fall positiv auf die Darstellungsweise der *EBPI*, da die abwägenden Inhalte zum Teil auch negative Aspekte von Therapien usw. enthielten, die ihnen halfen, eine realistischere Einschätzung der bestehenden Therapieoptionen zu treffen. Gegenteilige Reaktionen resultierten in der Regel aus bestehenden Akzeptanzproblemen für EBPI. Die Tester wünschten sich in der Regel eine traditionelle Informationsdarstellung, die beispielsweise positive Aspekte von Therapieoptionen hervorhebt und Hilfestellungen für die Leser anbietet. Diese Reaktionen entsprechen ebenfalls den Erkenntnissen aus der Forschung, die beschreibt, dass Nutzer den Umgang mit EBPI nicht immer gewohnt sind und daher enttäuscht oder sogar empört darauf reagieren können (Vgl. Steckelberg, Kasper und Mühlhauser 2007; vgl. Schmitz et al. 2010).

Die Tester wünschten sich auch eine Orientierung an ihren persönlichen Interessen. Sie hatten beispielsweise den Eindruck eine Gesundheitskompetenzerweiterung zu erlangen, wenn die Informationen einen Bezug auf ihren eigenen Körper hatten. Dies begründet auch die Empfehlung von Kasper, Heesen und Mühlhauser (2008), die beinhaltet, dass Laien im Erstellungsprozess der Gesundheitsinformationen einbezogen werden sollten, um die Inhalte der Texte an den eigenen Erfahrungen und Bedürfnissen der Leser ausrichten zu können. Das Aufzeigen bestimmter Erkrankungs- oder Beschwerdebilder half den Testern, sich in betroffene Personen hineinzuversetzen und Verständnis für sie zu entwickeln. Dies entspricht laut Bastian, Bühler und Sawicki (2009) dem Ziel von evidenzbasierten Patienteninformationen. Die Leser entwickeln durch die Texte ein besseres Verständnis der Erkrankung und unterstützen damit ihre individuelle Entscheidungsfindung, um ein Selbstmanagement zu gewährleisten (Vgl. Kasper, Heesen und Mühlhauser 2009).

Die Leser begrüßten es, wenn der Text ihnen **Handlungsanstöße** gibt, um auch nach dem Lesen des Textes selbst tätig werden zu können. Dies war zwar die übergeordnete Kategorie, mit den wenigsten Nennungen, aber sie gibt trotzdem Hinweise auf die Wünsche und Bedürfnisse der Tester, um die Gesundheitskompetenz erhöhen zu können.

Diese soeben beschriebenen Reaktionen auf EBPI finden sich auch in der Kategorie *Handlungsanweisungen* wieder, in der alle Reaktionen der Tester integriert sind, die in den Texten keine Aufforderungen oder konkreten Lösungsvorschläge wahrnahmen. Sie reagierten in diesen Fällen abwertend auf die Inhalte der Texte. Diese Wirkungen ergaben sich ebenfalls bei der durchgeführten Analyse Hirschberg (2010) und ist daher ein ernst zu nehmender inhaltlicher Bestandteil bei der Erstellung von Gesundheitsinformationen. Diese Verhaltensweisen sollten jedoch immer unter dem Aspekt des Gesundheitskompetenzniveaus der Tester betrachtet werden, da diese kritischen Anmerkungen auch aus einem mangelnden Verständnis der Texte resultieren könnten. Es kann jedoch auch angenommen werden, dass die Tester das Prinzip der EBPI noch nicht verinnerlicht haben und daher nicht verstehen, warum ihnen die Texte nicht konkretere Hilfestellungen anbieten. Hierauf sollte also zukünftig der Fokus gerichtet werden.

Die Tester begrüßten ebenfalls Informationen, die es ihnen ermöglichten, autonom zu handeln und selbst eine Initiative zu ergreifen. Auch der Umgang mit Professionellen im Gesundheitswesen, der ihrer Meinung nach durch die Texte des IQWiG gefördert wird, eröffnet ihnen weitere Handlungsmöglichkeiten. Dieses Ergebnis zeigt sich ebenfalls in der Analyse von Hirschberg (2010), in der bekannt wurde, dass sich die Tester bestärkt fühlen, eine aktivere Rolle in der Arzt-Patienten-Beziehung einzunehmen.

Im Folgenden werden weitere methodische Limitationen aufgeführt, die bei der durchgeführten qualitativen Analyse entstanden sind.

Bei der Zusammensetzung der Fokusgruppe handelt es sich nicht um eine Zufallsauswahl von Testern, sondern um eine Gruppe, die sich auf Basis ihres Vorinteresses an Gesundheitsthemen zur Teilnahme entschieden hat. Die Tester werden aus dem Datenbestand der Patientenuniversität rekrutiert, was dazu führt, dass die Zusammensetzung der Teilnehmer in den Gruppendiskussionen nicht repräsentativ zur deutschen Bevölkerung ist. Die Tester gehören im Durchschnitt einer höheren Bildungsschicht an, haben seltener einen Migrationshintergrund, sind älter und haben nicht nur durch eine erhöhte chronische Erkrankungsrate ein größeres Interesse an Gesundheitsthemen als die Durchschnittsbevölkerung. Sie sind zum Zeitpunkt der Testung in der Regel nicht durch einen akuten Krankheitsverlauf beeinträchtigt, beziehen sich aber häufig auf bereits gemachte Erfahrungen mit den Gesundheits- oder Krankheitsthemen, die in den Informationsprodukten integriert werden. Daher haben die Tester in den Gruppendiskussionen häufig ein vermehrtes Mitteilungsbedürfnis und gehen kritischer mit den Textinhalten um, was eine Verzerrung durch starke Voreinstellungen zum Thema wahrscheinlich macht (Vgl. Seidel et al. 2009; vgl. Schmitz et al. 2010). Die Testungen finden also nicht unter normalen Alltagsbedingungen statt. Darüber hinaus ist eine Ausgewogenheit der Teilnehmergruppe nicht herstellbar.

Hinzu kommt, dass die vergleichsweise niedrige Teilnehmerzahl in der Fokusgruppe dazu führen kann, dass bestimmte Themen durch Gesprächsbeiträge über- oder unterbewertet werden. Es ist außerdem nicht auszuschließen, dass Einzelmeinungen innerhalb der Gruppe nicht geäußert wurden und dementsprechend nicht in die Ergebnisse einfließen konnten. Daher ist die Herstellung einer Repräsentativität und Relevanz der ermittelten Ergebnisse problematisch (Vgl. Geyer 2003).

Die inhaltsanalytische Auswertung der qualitativen Gruppendiskussionen wurde lediglich durch die Erstellerin der vorliegenden Arbeit durchgeführt, was eine geringe Validität zur Folge hat. Darüber hinaus wurde die Auswertung lediglich auf der Grundlage der Wortprotokolle erstellt, welche keine Hinweise auf die Gestik, Mimik, Stimmlage oder Stimmungen der Tester beinhaltete.

Im folgenden Kapitel wird ein Fazit aus der durchgeführten Analyse gezogen. Des Weiteren werden den Erstellern der Informationsprodukte Handlungsempfehlungen gegeben.

8. Handlungsempfehlungen und Schlussfolgerungen

Wie bereits in der Einleitung beschrieben, entwickeln die Nutzer des Gesundheitssystems ein neues Selbstverständnis. Sie wollen mitentscheiden, autonom handeln und schriftliche Informationsmaterialien verstehen können. Dafür sind jedoch verständliche, objektive und qualitätsgesicherte Gesundheitsinformationen notwendig. Eine mögliche Lösung könnte die Verwendung von EBPI sein. Die Patienten sollen mit Hilfe dieser Informationen bei der individuellen Entscheidungsfindung unterstützt werden und ein besseres Verständnis der Erkrankung, des Krankheitsverlaufs und der Diagnostik erhalten. Das IQWiG stellt mit Hilfe seines Ressorts ,Gesundheitsinformationen' bereits seit längerem EBPI auf der Internetseite www.gesundheitsinformation.de zur Verfügung. Um zu überprüfen, welche soziodemografischen Eigenschaften der Leser dazu beitragen, eine Erhöhung der Gesundheitskompetenz durch die Texte zu erzielen, wurde in dieser Arbeit eine quantitative Analyse von schriftlichen Bewertungsbögen durchgeführt. Die Bewertungsbögen wurden vor der Diskussion eines Informationstextes (im Rahmen der Gruppendiskussion) in Einzelbewertung von jedem Tester ausgefüllt. Die Tester, die sich bei der Bewertung des Items „Infos wecken Vertrauen in die eigene Kompetenz" eindeutig positiv oder negativ geäußert haben, wurden für eine tiefergehende, qualitative Analyse ausgewählt. Hier wurde anhand der Aussagen dieser Personen in den Gruppendiskussionen überprüft, welche Aspekte der getesteten Materialien den Kompetenzzugewinn bzw. den nicht erfahrenen Kompetenzzugewinn beeinflusst haben.

Zunächst soll an dieser Stelle überprüft werden, ob die in der Einleitung formulierten Fragestellungen beantwortet werden können. Die Frage, ob sich bestimmte Nutzergruppen identifizieren lassen, die die Informationsmaterialien des IQWiG im Bezug auf eine Erweiterung ihrer Gesundheitskompetenz besonders charakteristisch bewerten, kann beantwortet werden.
In der Ergebnisdiskussion wurde deutlich, dass besonders Frauen, erkrankte Personen, junge (bis 24 Jahre) und ältere Testleser (ab 45 Jahren) sowie Testleser aus niedrigen Bildungsschichten von den Texten profitieren können. Mit diesen Ergebnissen lassen sich jedoch keine spezifischen

Tester-Kategorien abbilden, anhand derer die Leser eingeordnet werden könnten. Allem Anschein nach können Tester, die als Ausgangsbasis ein niedriges Gesundheitskompetenz-Niveau mitbringen, von den Textinhalten ebenso profitieren, wie Tester, die laut Theorie besonders interessiert an Gesundheitsthemen sind oder schon Vorkenntnisse zu den Themen der Texte mitbringen. Dies würde jedoch bedeuten, dass die Texte des IQWiG bereits eine breite Masse von Lesern trifft und Ungleichheiten durch sozio-demografische Faktoren oder eine vorliegende Erkrankung nicht bestehen. Es wäre also eine logische Konsequenz, dass die Texte im Bezug auf ihren Schwierigkeitsgrad nicht zwingend angepasst werden müssten.

Es ist aber wahrscheinlich, dass die Tester ihre Gesundheitskompetenz auf verschiedene Weise erweitern konnten. Die weiblichen Tester und die erkrankten Personen können möglicherweise ihr bereits bestehendes Wissen erweitern oder mit wissenschaftlichen Erkenntnissen füllen. Dies könnte dazu führen, dass sie ein größeres Vertrauen in ihr bestehendes Wissen erhalten und dies auch für ihre Familie oder ihr eigenes Gesund-heitsproblem anwenden können. Die jungen Tester oder Tester mit einem niedrigen Bildungsstand hingegen, werden höchstwahrscheinlich ihre Gesundheitskompetenz dadurch erweitern können, dass sie aus den Texten grundlegend Neues erlernen. Sie entwickeln folglich durch die Texte eine Sensibilisierung für Gesundheitsfragen, die eine Ausgangsbasis für weitere Informationen bilden könnte. Diese Annahme könnte in einer weiteren detaillierten Analyse überprüft werden.

Da aus der Theorie bekannt ist, dass ein Zusammenhang zwischen der Gesundheitskompetenz und dem Gesundheitszustand der Menschen besteht, wird empfohlen, die ermittelten Ergebnisse daraufhin zu überprüfen, inwiefern vulnerable Gruppen noch mehr von den Texten profitieren könn-ten. Es wäre daher zu empfehlen die bisher durchgeführten Bewertungen der IQWiG-Texte lediglich mit Testern aus niedrigen Bildungsschichten durchzuführen, um nähere Hinweise auf deren Bedürfnisse und die Zu-gangsmöglichkeiten dieser Nutzergruppen zu erhalten.

Um die soeben beschriebenen Ergebnisse zu unterfüttern, sollte in dieser Arbeit eine zweite Fragestellung beantwortet werden: Welche Kriterien und Merkmale der IQWiG-Texte tragen tatsächlich zu einer Gesundheitskompetenzerhöhung der Nutzer bei? Wie in der Ergebnisdiskussion im Kapitel 7.2 dargestellt, trugen die Texte bei den Testern zu einer Kompetenzerhöhung bei, wenn sie angemessene Textformalia vorweisen konnten, den Wissenserwerb vertiefen konnten, Wirkungen und Emotionen hervorriefen und Handlungsanstöße lieferten. Diese vier übergeordneten Kategorien gliedern sich wie folgt noch einmal in folgende Texteigenschaften auf:

Text enthält angemessene Textformalia a) angemessene Darstellung von Textinhalten, b) Anschaulichkeit, c) guter Umfang, d) angemessene Darstellung von Zahlen, e) Laienverständlichkeit, f) guter Schreibstil, g) partizipativer Schreibstil,	**Strukturelle Elemente**
Text vertieft Wissenserwerb a) Erweiterung des Wissens der Tester, b) treffende Inhalte, c) umfassend und kompakt, **Text ruft Wirkungen/Emotionen hervor** a) evidenzbasierte Inhalte, b) Hervorrufen von Emotionen, c) Verständnis für Betroffene, **Text gibt Handlungsanstöße** a) Verbesserung des Umgangs mit Professionellen, b) dem Leser Selbsthilfe ermöglichen, c) das Interesse der Leser wecken.	**Übergreifende Elemente**

Diese Ergebnisse können in strukturelle und übergreifende Elemente unterteilt werden. Die übergreifenden Elemente sind in der Analyse der vorliegenden Arbeit weitestgehend neu erkannt worden und betreffen weitestgehend die Kategorien, die die innere Lebenswelt der Leser ansprechen. Durch diese Ergebnisse wurde bekannt, dass die Leser nicht ausschließlich auf äußere Rahmenbedingungen von Texten achten, sondern auch etwas lernen wollen und mit Hilfe des Textes positiv sowie (teilweise auch) negativ berührt werden wollen. Das Hervorrufen von Emotionen sollte daher als besonderes Merkmal bei der Erstellung Texten betrachtet werden. Außerdem wollen die Leser etwas aus dem Text mitnehmen, um sich zum Beispiel selbst helfen zu können oder sich mit ihrem Arzt oder anderem medizinischen Fachpersonal auseinander setzen zu können. Dies liefert Hinweise auf ein durchaus bestehendes Autonomiebedürfnis von Laien, die von EBPI angesprochen werden wollen und diese auch für ein weiteres Handeln im Versorgungssystem nutzen möchten.

Die ermittelten Ergebnisse können von den Autoren für die weitere Erstellung der Gesundheitsinformationen genutzt werden. Einige Kriterien werden bereits häufig umgesetzt und sollten daher beibehalten werden. Die anderen Kriterien sind immer im Zusammenhang mit der jeweiligen Nutzergruppe der Texte zu bewerten. So ist es beispielsweise nicht immer ersichtlich, ob alle Leser eine Wissenserweiterung durch die Texte erfahren oder ob durch die Texte das Interesse aller Leser geweckt wird. Außerdem sind einige Kriterien immer unter dem Aspekt des jeweiligen Gesundheitskompetenz-Niveaus zu betrachten, da zwischen dem Anspruch an eine gute evidenzbasierte Gesundheitsinformation nach den erläuterten Kriterien in Kapitel 3.3.1 und der Verständniskompetenz der Laien eine Diskrepanz bestehen kann. Aus diesem Grund wird empfohlen, eine spezifischere Analyse durchzuführen, die es ermöglicht, die erwünschten Kriterien mit den Eigenschaften der Nutzer zu verknüpfen. Dies würde einen umfassenden Überblick über zielgruppenspezifische Anforderungen an evidenzbasierte Gesundheitsinformationen liefern.

Zusammenfassend lässt sich feststellen, dass die an der Nutzertestung beteiligten Laien motiviert und befähigt sind Gesundheitsinformationen zu bewerten und bei der Erstellung von EBPI einen durch Ärzte und andere Gesundheitsberufe nicht zu ersetzenden Beitrag leisten konnten. Durch die beschriebenen Ergebnisse können die Texte an deren Bedürfnisse angepasst werden und Wirkungen aufdecken, die die Autoren bei der Erstellung womöglich nicht bedenken (Vgl. Isfort, Koneczny, Butzlaff 2006).

Obwohl es schwer ist, allen Anforderungen und Bedürfnissen der Leser gerecht zu werden, kann angenommen werden, dass die Patienten durch die Informationen des IQWiG kompetenter im Umgang mit den Professionellen im Gesundheitssystem werden.

Die Umsetzung von EBPI und die Teilhabe an medizinischen Entscheidungen erfordern jedoch neue Strukturen zur Entwicklung und Bereitstellung der nötigen Informationen und der Kommunikation zwischen Ärzten, Gesundheitsfachberufen und Patienten (Vgl. Mühlhauser, Meyer, Steckelberg 2010). Mit Hilfe des IQWiG wird bereits an der Umsetzung gearbeitet. Die Informationstexte können jedoch nicht für alle Themenbereiche aktuelle Informationen abdecken. Darüber hinaus ist es fraglich, ob es für alle Nutzer zumutbar ist, EBPI im Internet zu suchen. Nicht alle Personen haben einen Zugang zum Internet oder sind kompetent im Umgang mit technischen Geräten. Dies führt zu einer weiteren Selektion der Nutzergruppen. Eine zusätzliche Bereitstellung der Informationen in Printversion wäre daher anzuraten. Es ist anzudenken, Patientenberatungsstellen einzubinden, in denen sich die Nutzer die Texte ausdrucken und abheften könnten. Außerdem wäre es zu empfehlen, dass niedergelassene Ärzte die Texte in Patiententengesprächen aushändigen. Unabhängig von der konkreten Auswahl der Umsetzungsform, ist eine permanente Implementierung von EBPI im Versorgungssystem zwingend erforderlich.

Literaturverzeichnis

Abel, T., Bruhin, E. (2003): Health Literacy/Wissensbasierte Gesundheits-kompetenz. In: Bundeszentrale für gesundheitliche Aufklärung (Hrsg.), Leitbegriffe der Gesundheitsförderung – Glossar zu Konzepten, Strategien und Methoden in der Gesundheitsförderung, Reihe „Blickpunkt Gesundheit", 6, 4. erweiterte und überarbeitete Auflage, Schwabenheim a. d. Selz, Fachverlag Peter Sabo, S. 128-131.

Afgis (2011): Homepage des Aktionsforum Gesundheitsinformationssystem: Qualitätskriterien und Transparenz-Bausteine. Abrufbar unter http://www.afgis.de/qualitaetslogoverfahren/quali_transparenz_html/, Zugriff am 03.03.2011

Afgis (2011a): Homepage des Aktionsforum Gesundheitsinformationssys-tem: Qualitätslogoverfahren. Abrufbar unter http://www.afgis.de/qualitaetslogoverfahren/anmeldung-afgis-qualitatslogoverfahren/, Zugriff am 06.01.2011.

Astroth, S., Fishman, L. (2008): Effektivität von Strategien zur Information, Bildung und Einbeziehung von Patienten – Zusammenfassung eines syste-matischen Reviews von Angela Coulter und Jo Ellins. Z. ärztl. Fortbild. Qual. Gesundh.wes., 101, 10, S. 652.

Badarudeen, S., Sabharwal, S. (2010): Assessing readability of patient education materials: current role in orthopaedics. Clinical Orthopaedics and Related Research, Oct, 48610, S. 2572-2580.

Baker, D. W. (2006): The Meaning and the Measure of Health Literacy. J Gen Inter Med, 21, S. 878-883
Bastian, H., Kaiser, T., Matschewsky, S. (2005): Förderung allgemeiner Gesundheits- und Wissenschaftskenntnisse mittels Bürger- und Patientenin-formation: Die Rolle des IQWiG. Z. ärztl. Fortbild. Qual. Gesundh.wes., 99, S. 379-385.

Bastian, H., Sawicki, P. T. (2005): Die Förderung von Patienteninformation und Patientenbeteiligung durch das Institut für Qualität und Wirtschaftlichkeit im Gesundheitswesen. In: Härter, M., Loh, A., Spies, C. (Hrsg.): Gemeinsam entscheiden – erfolgreich behandeln, Köln, Deutscher Ärzte-Verlag.

Bastian, H. (2008): Health literacy and patient information: Developing the methodology for a national evidence-based health website. Patient Educati-on and Counseling, 73, S. 551-556.

Bastian, H., Bühler, D., Sawicki, P. T. (2009): Für Bürger und Patienten – Die evidenzbasierten Gesundheitsinformationen des IQWiG. In: Roski, R. (Hrsg.), Zielgruppengerechte Gesundheitskommunikation – Aukteure –

Audience Segmentation – Anwendungsfelder, 1. Auflage, Wiesbaden, Verlag für Sozialwissenschaften.

Bastian, H., Waltering, A., Zschorlich, B. (2010): Gesundheitsinformation.de und Informationsbedürfnisse: Aktueller Stand und Herausforderungen, Public Health Forum, 18, 3, 11.e1-11.e3.

Bauer, U., Rosenbrock, R., Schaeffer, D. (2005): Stärkung der Nutzerposition im Gesundheitswesen – gesundheitspolitische Herausforderung und Notwendigkeit, In: Badura, B., Iseringhausen, O., (Hrsg.): Wege aus der Krise der Versorgungsorganisation, Bern, Verlag Hans Huber.

Baumann, E. (2006): Auf der Suche nach der Zielgruppe – Das Informationsverhalten hinsichtlich Gesundheit und Krankheit als Grundlage erfolgreicher Gesundheitskommunikation. In: Böcken, Jan, Braun, Bernhard, Amhof, Robert, Schnee, Melanie (Hrsg.), Gesundheitsmonitor 2006 – Gesundheitsversorgung und Gestaltungsoptionen aus der Perspektive von Bevölkerung und Ärzten, Gütersloh, Verlag Bertelsmann Stiftung.

Bitzer, E. M., Dierks, M.-L. (1999): Wie kann man Erwartungen und Zufriedenheit der Patienten im Qualitätsmanagement berücksichtigen? – Erhebungsverfahren und Erfahrungen aus der ambulanten Versorgung. In: Bundesministerium für Gesundheit (Hrsg.), Qualitätsmanagement in der Arztpraxis, Baden-Baden, Nomos Verlagsgesellschaft.

Bohnsack, R. (2000): Gruppendiskussionen. In: Flick, U., Kardoff, E. v., Steinke, I. (Hrsg.): Qualitative Forschung – Ein Handbuch, Reinbek bei Hamburg, Rowohlt Taschenbuch Verlag.

Bortz, J., Döring, N. (2006): Forschungsmethoden und Evaluation für Human- und Sozialwissenschaftler, 4. Auflage, Berlin, Springer Verlag.

Brechtel, T. (2004): Elektronische Gesundheitsinformationen, oder: Wofür nutzen Versicherte das Internet? Gesundheitsmonitor der Bertelsmann Stiftung, 3, 04, S. 2-5.,

Brosius, H.-B., Koschel, F., Haas, A. (2009): Methoden der empirischen Kommunikationsforschung – Eine Einführung, 5. Auflage, Wiesbaden, VS Verlag für Sozialwissenschaften.

Büchter, R., Zschorlich, B., Waltering, A. (2011): Evidenzbasierte Gesundheitsinformationen des IQWiG: Die Website Gesundheitsinformation.de. In: Gesellschaft für Versicherungswissenschaft und –gestaltung e.V. (GVG) (Hrsg.), Gesundheitsinformationen in Deutschland, Schriftenreihe der GVG, Bd. 67, Köln, Druckhaus Süd.

Bunge M., Mühlhauser, I., Steckelberg, A. (2010): What constitutes evidence-based patient information? Overview of discussed criteria. Patient education and counseling, 783, S. 316-328.

Carol, A., Mancuso, M. D., Melina Rincon, M. A. (2006): Impact of Health Literacy on Longitudinal Asthma Outcomes. J Gen Intern Med, 21, S. 813-817.

Coulter, A., Ellins, J. (2007): Effectiveness of strategies for informing, educating, and involving patients. BMJ, 7, 335, S. 24-27.

Coulter, A., Entwistle, V., Gilbert, D. (1999): Sharing decisions with patients: is the information good enough? British Medical Journal, 318, S. 318-322.

Coulter, A., Magee, H. (2005): Zentrale Bedürfnisse von Patientinnen und Patienten in Europa, In: Badura, B., Iseringhausen, O. (Hrsg.): Wege aus der Krise der Versorgungsorganisation, Bern, Verlag Hans Huber.

Coulter, A., Ellins, J. (2007): Effectiveness of strategies for informing, educating, and involving patients. British Medical Journal, 335, S. 24-27.

De Joncheere, K., Gartlehner, G., Gollogly, L., Mustajoki, P., Permanand, G. (2010): Gesundheitsinformationen für Patienten und die Öffentlichkeit – zusammengestellt vom Institut für Qualität und Wirtschaftlichkeit im Gesundheitswesen: Gutachten der Weltgesundheitsinformation 2008/2009. Genf, Weltgesundheitsorganisation.

Detmer, D. E., Singleton, P. D., MacLeod, A., Wait, S., Taylor, M., Ridgwell, J. (2003): The Informed Patient: Study Report, University of Cambridge, Judge Institute of Management.

Dierks, M.-L. (1995): Frauen und Krebsfrüherkennung – Eine Typologie. Eine Analyse von Einstellungen, Verhalten und Erfahrungen zum Verständnis subjektiver Theorien von Frauen im Krebsfrüherkennungsprogramm. Dissertation, Abeilung Epidemiologie und Sozialmedizin der Medizinischen Hochschule Hannover.

Dierks, M.-L., Schwartz, F. W. (2003): Patienten, Versicherte, Bürger – die Nutzer des Gesundheitswesens. In: Schwartz, F. W., Badura, B., Busse, R. (Hrsg.) Das Public Health Buch, 2. Aufl., München und Jena, Urban & Fischer Verlag.

Dierks, M.-L., Seidel, G., (2005): Gleichberechtigte Beziehungsgestaltung zwischen Ärzten und Patienten – wollen Patienten wirklich Partner sein? In: Härter, M., Loh, A., Spies, C. (Hrsg.): Gemeinsam entscheiden – erfolgreich behandeln, Köln, Deutscher Ärzte-Verlag.

Dierks, M.-L., Seidel, G., Horch, K., Schwartz, F. W. (2006): Bürger- und Patientenorientierung im Gesundheitswesen. In: Robert-Koch-Institut, Gesundheitsberichterstattung des Bundes, Heft 32, Berlin.

Dierks, M.-L., Seidel, G. (2009): Angebot und Nachfrage nach kritischer Gesundheitsbildung – Erfahrungen aus der ersten Patientenuniversität in

Deutschland. In: Klusen, N., Fließgarten, A., Nebling, T. (Hrsg.): Informiert und selbstbestimmt – Der mündige Bürger als mündiger Patient, Baden-Baden, Nomos Verlagsgesellschaft.

DISCERN (2009): Über Discern online. Abrufbar unter http://www.discern.de/ueber.htm, Zugriff am 03.03.2011.

DISCERN (2009a): Allgemeine Anleitung. Abrufbar unter http://www.discern.de/anleitung.htm, Zugriff am 06.02.2011.

DNEbM (2010): EbM-Grundlagen, Definitionen, Abrufbar unter http://www.ebm-netzwerk.de/grundlagen/definitionen/, Zugriff am 02.01.2011.

Elwyn, G., Edwards, A., Rhydderch, M. (2005): Shared Decision Making: das Konzept und seine Anwendung in der klinischen Praxis. In: Härter, M., Loh, A., Spies, C. (Hrsg.): Gemeinsam entscheiden – erfolgreich behandeln. Neue Wege für Ärzte und Patienten im Gesundheitswesen, Köln, Deutscher Ärzte-Verlag GmbH.

European Charta of Patients´ Rights (2002): Right to Information and Right to Consent. Abrufbar unter: http://www.patienttalk.info/european_charter.pdf, Zugriff am 02.01.2011

Eysenbach, G. (2003): Qualität von Gesundheitsinformationen im World Wide Web. Bundesgesundheitsbl – Gesundheitsforsch – Gesundheits-schutz, 4, 46, S. 292-299.

Feld, P. (2008): Vom Patienten zum Konsumenten, Arzt und Krankenhaus, 04/2008, S. 115.

Feldman-Stewart D., et al. (2006): A systematic review of information in decision aids. Health Expectations, 10, S. 46–61.

Flick, U. (2003): Auswertungsverfahren. In: Schwartz, F. W., Badura, B., Busse, R. (Hrsg.): Das Public Health Buch, 2. Aufl., München und Jena, Urban & Fischer Verlag.

Flick, U. (2007): Kodierung und Kategorisierung. In: Qualitative Sozialforschung. Eine Einführung. Reinbek bei Hamburg: Rowohlt, S. 386-421.

Fortin, J.M. et al. (2001) : Identifying patient preferences for communicating risks estimates : a descriptive pilot study. BMC Medical Informatics and Decision Making, 1 (2). Abrufbar unter: http://www.biomedcentral.com/1472-6947/1/2, Zugriff am 06.01.2011.

Geyer, S. (2003): Forschungsmethoden in den Gesundheitswissenschaften – Eine Einführung in die empirischen Grundlagen, Weinheim und München, Juventa Verlag.

Gigerenzer, G., Edwards, A. (2003): Simple tools for understanding risks. From innumeracy to insight. British Medical Journal, 327, S. 741-744.

Gray Sir M., (2009): Third health revolution [webinar]. Abrufbar unter http://www.ghdonline.org/tech/discussion/webinar-third-health-revolution-by-sir-muir-gray-t Zugriff am 02.01.2010.

Groeben, N., Christmann, U. (1989): Textoptimierung unter Verständlichkeitsperspektive. In: Antos, G., Krings, H.P. (Hrsg.): Textproduktion. Ein interdisziplinärer Forschungsüberblick. Tübingen: Niemeyer, S. 165-169.

Groeben, N. (1982): Leserpsychologie. Bd. 1: Textverständnis - Textverständlichkeit. Münster: Aschendorff.

Hamann, J., Neuner, B., Kasper, J. et al. (2007): Participation preferences of patientes with acute and chronic conditions. Health Expectations, 10, S. 358-363.
Härter, M. (2004): Partizipative Entscheidungsfindung (Shared Decision Making) – ein von Patienten, Ärzten und der Gesundheitspolitik geforderter Ansatz setzt sich durch. Z Ärztliche Fortbildung Qualität Gesundheitswesen, 98, S. 89-92.

Herriger, N. (2002): Empowerment in der Sozialen Arbeit. 2. Auflage, Stuttgart, Berlin, Köln, Verlag W. Kohlhammer.

Hess, R. (2011): Vorwort des Bandes 67 der Schriftenreihe der GVG - Gesundheitsinformationen in Deutschland, Köln, Druckhaus Süd.

Hirschberg, I. (2010): Bewertung und Wirkung von evidenzbasierten Gesundheitsinformationen – die Perspektive der Nutzer. In: Dierks, M. L., Seidel, G. (Hrsg.), Patientenorientierung und Gesundheitskompetenz, Band 1, Patientenuniversität an der Medizinischen Hochschule Hannover, Institut für Epidemiologie, Sozialmedizin und Gesundheitssystemforschung, Norderstedt, GRIN Verlag.

Howard, D. H., Sentell, T., Gazmararian, J. A. (2006): Impact of Health Literacy on Socioeconomic and Racial Differences in Health in an Elderly Population. J Gen Inter Med, 21, S. 857-861.

Hurrelmann, K. (2001): Wie lässt sich die Rolle der Patienten stärken? In: Reibnitz, C., Schnabel, P.-E., Hurrelmann, K. (Hrsg.), Der mündige Patient, Weinheim und München, Juventa Verlag.

Hurrelmann, K., Leppin, A. (2001a): Moderne Gesundheitskommunikation – eine Einführung. In: Hurrelmann, K., Leppin, A. (Hrsg.), Moderne Gesundheitskommunikation – Vom Aufklärungsgespräch zur E-Health, Bern, Verlag Hans Huber.

Initiative D21 (2010): (N)Onliner Atlas 2010 – Eine Topographie des digitalen Grabens durch Deutschland. Abrufbar unter: http://www.initiatived21.de/wp-content/uploads/2010/06/NONLINER2010.pdf, Zugriff am 11.04.2011

Institute of Medicine (2004): Health literacy: A Prescription to End Confusion. Washington, DC, National Academies Press.

IQWiG (2008): Allgemeine Methoden. Version 3.0. Abrufbar unter: https://www.iqwig.de/download/IQWIG_Methoden_Version_3_0.pdf, Zugriff am 07.01.2011.

IQWiG (2010a): Homepage des IQWiG, Aufgaben und Ziele des IQWiG. Abrufbar unter http://www.iqwig.de/ueber-uns.21.html, Zugriff am 10.10.2010.

IQWiG (2010b) : Homepage des IQWiG, Die Ressorts des IQWiG. Abrufbar unter http://www.iqwig.de/ressorts.16.html, Zugriff am 10.10.2010.

IQWiG (2010c): Homepage des IQWiG, IQWiG Patienteninformation : Gute Noten von der Weltgesundheitsorganisation. Abrufbar unter http://www.informedhealthonline.org/index.642.de.html, Zugriff am 19.04.2011.

Isaacs, S. L. (1996): Consumers´ Information Needs: Results of a national survey. A road map for providing consumers with better health plan information. Health Affairs, 15, 4, S. 31-41.

Isfort, J., Floer, B., Butzlaff, M. (2004): Shared Decision Making – partizipative Entscheidungsfindung auf dem Weg in die Praxis. In: Böcken, J., Braun, B., Schnee, M. (Hrsg.): Gesundheitsmonitor 2004. Die ambulante Versorgung aus Sicht von Bevölkerung und Ärzteschaft, Gütersloh, Verlag Bertelsmann Stiftung, S. 88-100.

Isfort, J., Koneczny, N., Butzlaff, M. (2006): Evidenzbasis und Patientenbedürfnis – ein Annäherungsversuch in fünf Schritten. Z. ärztl. Fortbild. Qual. Gesundh.wes., 100, S. 453-460.

Juzych, M. S. et al. (2008): Functional Health Literacy in Patients with Glaucoma in urban Settings. Arch Ophtalmol.; 126 (5), S. 718-724.

v. Kardoff, E. (1991): Qualitative Sozialforschung – Versuch einer Standortbestimmung. In: Flick, U. et al. (Hrsg.): Handbuch Qualitative Sozialforschung. München, Psychologie Verlags Union.

Kasper, J., Heesen, C., Mühlhauser, I. (2009): Evidenzbasierte Patienteninformation – dargestellt am Beispiel der Immuntherapie bei Patienten mir Multipler Sklerose. Bundesgesundheitsbl – Gesundheitsforsch – Gesundheitsschutz, 52, S. 77-85.

Kickbusch, I. (2006): Gesundheitskompetenz, in: Public Health Schweiz, News, Nr. 3/2006, S. 10.

Kirchgeßner, K. (2007): Der virtuelle Arztbesuch. Arzt und Krankenhaus, 3/2007, S. 81-82.

Klemperer, D. (2009): Qualitätssicherung durch informierte Patienten. In: Klusen, N., Fließgarten, A., Nebling, T. (Hrsg.): Informiert und selbstbestimmt – Der mündige Bürger als mündiger Patient, Baden-Baden, Nomos Verlagsgesellschaft.

Klemperer, D. et al. (2010): Gute Praxis Gesundheitsinformation. Abrufbar unter http://www.ebm-netzwerk.de/grundlagen/images/gpgi.pdf, Zugriff am 21.04.2011.

Knelangen, M., Zschorlich, B., Büchter, R., Fechtelpeter, D., Rhodes, T., Bastian, H. (2010): Online-Umfragen auf Gesundheitsinformation.de: Ermittlung potenzieller Informationsbedürfnisse für evidenzbasierte Gesundheitsinformationen. Z. Evid. Fortbild. Qual. Gesundh. Wesen (ZEFQ), Article in Press.

Lamnek, S. (1989): Qualitative Sozialforschung. Band 2: Methoden und Techniken. München, Weinheim Psychologie Verlags Union.

Lamnek, S. (2005): Qualitative inhaltsanalytische Techniken. In: Qualitative Sozialforschung. Lehrbuch. 4. Auflage. Weinheim, Basel, Beltz Verlag, S. 513-546.

Lamnek, S. (2005a): Gruppendiskussion. In: Qualitative Sozialforschung. Lehrbuch. 4. Auflage. Weinheim, Basel, Beltz Verlag, S. 408-477.

Lerch, M., Dierks, M.L. (2000): DISCERN - Ein Weg zu mehr Qualität bei Gesundheitsinformationen. Z Arztl Fortbild Qualitatssich, 94 (11) S. 779-780.

Leydon, G. M., Boulton, M., Moynihan, C., Jones, A., Mossman, J., Boudini, M., McPherson, K. (2000): Faith, hope, and charity: an in-depth interview study of cancer patients´ information seeks and information-seeking behavior., BMJ, 320, S. 909-913.

Marstedt, G., Amhof, R. (2008): Soziale Ungleichheit: Schichtspezifisches Informations- und Partizipationsverhalten in der ambulanten Versorgung. In: Gesundheitsmonitor, 3/2008, S. 1-7.

Mayring, Philipp (2002): Einführung in die qualitative Sozialforschung. 5. Auflage, Weinheim und Basel, Beltz Verlag.

Meinefeld, W. (2000): Hypothesen und Vorwissen in der qualitativen Sozialforschung. In: Flick, U., Kardoff, E. v., Steinke, I. (Hrsg.): Qualitative For-
134

schung – Ein Handbuch. Reinbek bei Hamburg, Rowohlt Taschenbuch Verlag, S. 265-275.

Meyer, G., Steckelberg, A., Mühlhauser, I. (2007): Analysis of consumer information brochures on osteoporosis prevention and treatment. GMS German Medical Science, 5.

Mühlhauser, I., Meyer, G., Steckelberg, A. (2010): Patienten wollen mitentscheiden, doch Informationsbasis und Strukturen fehlen. Zeitschrift für Allgemeinmedizin, 11, S. 412-417.

Müller, H. (2007): Können wir uns Lebensqualität leisten? Forum DKG, 6, S. 24-25.

Müller, H., Lang, B. (2011): Aktivitäten des Fachbereichs Patienteninformation und –beteiligung im Deutschen Netzwerk für evidenzbasierte Medizin e.V. In: Gesellschaft für Versicherungswissenschaft und –gestaltung e.V. (GVG) (Hrsg.), Gesundheitsinformationen in Deutschland, Schriftenreihe der GVG, Bd. 67, Köln, Druckhaus Süd.

Nebling, T., Fließgarten, A. (2009): Wollen Patienten mündig sein? In: Klusen, N., Fließgarten, A., Nebling, T. (Hrsg.), Informiert und selbstbestimmt – Der mündige Bürger als mündiger Patient, Baden-Baden, Nomos Verlagsgesellschaft.

Ose, D., Hurrelmann, K. (2004): Mediale Kommunikationsstrategien der Prävention und Gesundheitsförderung. In: Hurrelmann, K., Klotz, T., Haisch, J., Lehrbuch Prävention und Gesundheitsförderung, Bern, Göttingen, Toronto, Seatlle, Verlag Hans Huber.

Rosenbrock, Rolf (2001): Verbraucher, Versichterte und Patienten als handelnde Subjekte. In: Reibnitz, C., Schnabel, P.-E., Hurrelmann, K. (Hrsg.), Der mündige Patient, Weinheim und München, Juventa Verlag.

Sänger, S. et al. (2006): Manual Patienteninformation – Empfehlungen zur Erstellung evidenzbasierter Patienteninformationen. Berlin. Abrufbar unter: http://www.aezq.de/mdb/edocs/pdf/schriftenreihe/schriftenreihe25.pdf Zugriff am 06.01.2011.

Sawicki, P. T. (2005): Qualität der Gesundheitsversorgung in Deutschland. Ein randomisierter simultaner Sechs-Länder-Vergleich aus Patientensicht. Medizinische Klinik, 100, 11, S. 755-768.

Schaeffer, D., Schmidt-Kaehler, S. (2006): Bedarf an Patienteninformationen über das Krankenhaus, eine Literaturanalyse. Gütersloh, Bertelsmann Stiftung.

Schaefer, C. (2011): Gesundheitsinformationen aus dem Internet – worauf kann man sich verlassen? In: Gesellschaft für Versicherungswissenschaft und –gestaltung e.V. (GVG) (Hrsg.), Gesundheitsinformationen in Deutschland, Schriftenreihe der GVG, Bd. 67, Köln, Druckhaus Süd.

Scheibler, F., Pfaff, H. (2003): Shared decision-making. Ein neues Konzept der Professionellen-Patienten-Interaktion. In: Scheibler, F., Pfaff, H. (Hrsg.), Shared Decision-Making. Der Patient als Partner im medizinischen Entscheidungsprozess, Weinheim und München, Juventa Verlag.

Schmidt-Kaehler, S. (2004): Patienteninformation Online, Bern, Verlag Hans Huber.

Schmitz, A., Lins, S., Krüger, C., Segmüller, T., Adler, K., Meyer, G. (2010): „Wer ist Glossar?" - Fokusgruppen-Evaluation einer evidenzbasierten Verbraucherinformation zu Sturzgefährdung und -vorbeugung im Alter. Pflege, 23 (4), S. 267–274.

Schulenburg, Graf J.-M., Greiner, W. (2007): Gesundheitsökonomik, 2. Auflage, Tübingen, Mohr Siebeck.

Schünemann, H. J., Best, D., Vist, G., Oxman, A. D., GRADE Working Group (2003): Letters, numbers, symbols and words: how to communicate grades of evidence and recommendatiosn. Canadian Medical Association Journal, 169 (7), S. 677-680.

Schwartz, F. W. (1999): Mehr Patientenorientierung durch die Gesundheitsreform 2000?!, Public Health Forum, 26, S. 9-11.

Segal, L. (1998): The importance of patient empowerment in health system reform. Health Policy, 44, S. 31-44.

Seidel, G., Wrede, J., Sturm, B., Dierks, M. L. (2009): Nutzertestung von Gesundheitsinformationen des Instituts für Qualität und Wirtschaftlichkeit im Gesundheitswesen (IQWiG) – Abschlussbericht der Patientenuniversität an der Medizinischen Hochschule Hannover.

Seidel, G., Hirschberg, I., Kreusel, I., Dierks, M.L. (2010): Nutzertestung von Gesundheitsinformationen des Instituts für Qualität und Wirtschaftlichkeit im Gesundheitswesen (IQWiG) – Unveröffentlichter Abschlussbericht der Patientenuniversität an der Medizinischen Hochschule Hannover.

Steckelberg, A., Berger, B., Köpke, S., Heesen, C., Mühlhauser, I. (2005): Kriterien für evidenzbasierte Patienteninformationen. Zeitschrift für ärztliche Fortbildung und Qualität im Gesundheitswesen, 99 (6), S. 343-351.

Steckelberg A., Kasper J., Mühlhauser I. (2007): Selective information seeking: can consumers' avoidance of evidence-based information on colorectal cancer screening be explained by the theory of cognitive dissonance? German Medical Science, 5, Doc05. Internetressource. Abrufbar unter http://www.egms.de/static/pdf/journals/gms/2007-5/000041.pdf (Zugriff am 14.02.2011)

Steckelberg, A., Bunge, M., Gerlach, A., Mühlhauser, I. (2011):
Evidenzbasierte Patient(inn)eninformationen: Ausweg aus der fremdver-
schuldeten Unmündigkeit. In: Gesellschaft für Versicherungswissenschaft
und –gestaltung e.v. (GVG) (Hrsg.), Gesundheitsinformationen in Deutschland, Schriftenreihe der GVG, Bd. 67, Köln, Druckhaus Süd.

Stutz Steiger, T., Spycher, S. (2006): Gesundheitskompetenz – Grundlage
für einen neuen Blick auf die Gesundheit. Die Volkswirtschaft – Das Maga-
zin für Wirtschaftspolitik, 12/2006, S. 14-16.

SGBV (2010): §139a Abs. 1 SGBV, abrufbar unter
http://www.sozialgesetzbuch.de/gesetze/05/index.php?norm_ID=0513901
(Zugriff am 10.10.2010).

SVR (2000/2001): Gutachten 2000/2001. Bedarfsgerechtigkeit und Wirtschaftlichkeit. Band I: Zielbildung, Prävention, Nutzerorientierung und
Partizipation, Baden-Baden, Nomos.

Trevana, L. J., Davey, H. M., Barratt, A., Butow, P., Caldwell, P. (2006): A
systematic review on communicating with patients about evidence. Journal
of Evaluation in Clinical Practice, 12 (1), S. 13-23.

Trill, R. (2008), eHealth – ein Wachstumsmarkt (auch) für Krankenhäuser,
Arzt und Krankenhaus, 08/2008, S. 242-243.

Von dem Knesebeck, O. (2005): Alter, soziale Faktoren und Gesundheit, In:
Badura, B., Iseringhausen, O. (Hrsg.): Wege aus der Krise der Versor-
gungssituation, Bern, Hans Huber Verlag.

Voth, J. (2008): Informationssuche in der Gesundheitskommunikation: Zur
theoretischen Modellierung der Medien- und Internetnutzung im Krankheitsfall. Wissenschaftliche Hausarbeit zur Erlangung des akademischen Grades
eines Magister Artium der Universität Hamburg. Abrufbar unter:
http://epub.sub.uni-hamburg.de/epub/volltexte/2010/4369/pdf/WPM4A46.pdf
(Zugriff am 13.02.2011).

Walter, U., Schneider, N., Plaumann, M. (2008): Empowerment bei Älteren.
Das Gesundheitswesen, 70, 730-735.

Wegwarth, O., Gigerenzer, G. (2011): Risikokommunikation - Risiken und
Unsicherheiten richtig verstehen lernen. Deutsches Ärzteblatt, Jg. 108, Heft
9, S. 448-451.

WHO (2000): Health promotion. Report by the Secretariat. Executive Board,
EB 107/4, 107th Session. Abrufbar unter:
http://apps.who.int/gb/archive/pdf_files/EB107/ee4.pdf (Zugriff am
11.04.2011).
Wöllenstein, H. (2004): Der informierte Patient aus Sicht der Gesetzlichen
Krankenversicherung. Bundesgesundheitsbl – Gesundheitsforsch –
Gesundheitsschutz, 47, S. 941-949.

Anhang

Anlage 1: Beispiel für eine Dokumentation der Einzelbewertungen einer Gesundheitsinformation

(hier NT09145: Kurzantwort: Arzneimittelsicherheit: Warum wirft das langwirksame Insulinanaloga Glargin (Lantus) Sicherheitsfragen auf?)

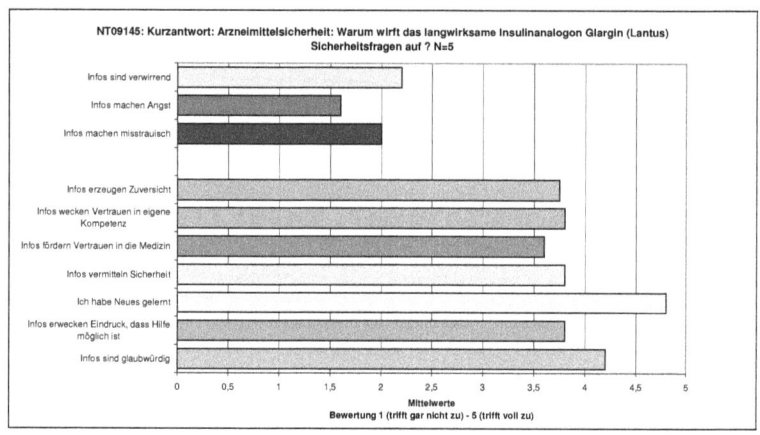

Bei der Interpretation der Grafik ist zu beachten, dass für die kritischen Aspekte (Angst, Misstrauen und Verwirrung) der „gewünschte Wert" gegen 1 tendieren sollte, bei den positiven Aspekten (Zuversicht, Vertrauen, Sicherheit, Glaubwürdigkeit etc.) gegen 5. Tester 192 hat die Frage „Infos erzeugen Zuversicht" nicht beantwortet.

NT09145: Darstellung der Bewertung pro Tester

	192	193	157	56	16?
Ich habe Neues gelernt	1	1	1	2	1
Infos sind verwirrend	4	3	4	4	4
Infos sind glaubwürdig	2	2	2	2	1
Infos vermitteln Sicherheit	1	2	3	3	2
Infos machen misstrauisch	5	5	3	2	5
Infos erzeugen Zuversicht	0	3	3	2	1
Infos machen Angst	5	5	4	3	5
Infos wecken Vertrauen in eigene Kompetenz	2	2	3	2	2
Infos fördern Vertrauen in die Medizin	3	3	3	2	1
Infos erwecken Eindruck, dass Hilfe möglich ist	3	2	3	2	1

Anlage 2: Aufruf zur Teilnahme an den Nutzertestungen im Newsletter der Patientenuniversität, Juni 2008

Aktive Mitarbeit von Bürgerinnen und Bürgern bei der Testung von evidenzbasierten Gesundheitsinformationen

Testen Sie Gesundheitsinformationen

Die Entwicklung und Verbreitung von qualitativen höchwertigen Patienteninformationen steht in Deutschland erst am Anfang. Eine Herausforderung besteht darin, diese Informationen so zu formulieren, dass sie von allen unterschiedlichen Interessenten verstanden werden können.

Die Patientenuniversität wird in der zweiten Jahreshälfte 2008 damit beginnen, Gesundheitsinformationen auf ihre Qualität hin zu überprüfen.

Dazu sind wir an einer Mitarbeit von engagierten Bürgerinnen und Bürgern interessiert, die diese Gesundheitsinformationen lesen und nach einem festgelegten Verfahren testen sollen.

Wenn Sie Interesse haben, hier aktiv mitzuwirken, freuen wir uns auf Ihren Anruf.

Dr. Gabriele Seidel
0511 – 532 8426

Anlage 3: Beispiel für ein Wortprotokoll einer durchgeführten Gruppendiskussion

Text NT10229: Kurzantwort: Bluthochdruck: Welche Medikamente eignen sich am besten, um Folgeerkrankungen zu verhindern?

Leitfragen	
Erster Eindruck	Testerin 261: „Es war verständlich, ich konnte das alles verstehen. [...] Mir ist aufgefallen..., es war einfach viel zu lang. Immer Wissenschaftlerin und Wissenschaftler, Arzt und Ärztin, Teilnehmer, Teilnehmerin. Also das man das irgendwie auf so einen Strich reduziert. Das ist mir für alle Texte [aufgefallen] (NT10229 bis NT10232). Oh Gott, wie lang. So ganz ausführlich, das ist ja schön, aber irgendwie.... Das erste was mir hier aufgefallen ist... dieses ‚Diuretika‘. Da musste ich erstmal nachgucken... moment, was war das jetzt? Wenn man da gar nicht betroffen ist... Dann habe ich mir hier nebengeschrieben: Medikamente gegen Bluthochdruck, das ich wusste, was war das jetzt.
	Dann dieses eine, das war auch etwas seltsam: ‚Männer mit schwarzer Hautfarbe und bei Frauen‘. [...] Da dachte ich jetzt, Frauen mit schwarzer Hautfarbe oder allgemein?“
	Testerin 28: „Menschen mit dunkler Hautfarbe... Das war für mich jetzt ein bisschen abwegig, weil das ja... ich weiß nicht. Ich hätte das jetzt überhaupt nicht angesprochen, nicht wahr? Aber die Studie hat das wohl so ergeben.
	Da ich selber betroffen bin, musste ich mich zwangsläufig mit diesem Thema ja schon auseinandersetzen und folglich auch mit den Medikamenten. Und ich war ja erstmal völlig ahnungslos und ich musste mich auf das Urteil meines Arztes da schon verlassen [...]. Ich finde, man könnte... die sind ja hier so aufgeführt, diese Medikamente... das man vielleicht noch ergänzen sollte, was diese Medikamente bewirken und warum die das bewirken. Denn das wäre ja für den Laien sehr interessant [...].
	Ach ja und geschlechterspezifisch. Es sind ja

Erhebungen gemacht worden, dass einjährige Blutdrucksenker bei Frauen auch anders wirken, als bei Männern. Zum Beispiel diese ACE-Hemmer, das die verstärkt Hustenreiz auslösen und das die nicht so stark wirken, wie bei den Männern. […]

Dann fand ich sehr interessant, die Gegenüberstellung der einzelnen Medikamente. Die Diuretika und Kalziumantagonisten. Das war für mich hochinteressant. An solche Informationen kommt man als Laie ja sonst nicht heran.

Dann habe ich noch dabei geschrieben, der Patient der erstmals damit konfrontiert wird, dass der sich einfach auf die Entscheidung des behandelnden Arztes verlassen muss.

Dann muss man natürlich auch drauf achten, wenn jetzt jemand mehrere Medikamente gegen andere Erkrankungen einnehmen muss, dass es dann zu Wechselwirkungen kommt. […] Das würde ich auch für sehr wichtig halten."

Der Testerin fehlt ein Hinweis im Text, der Laien darauf aufmerksam macht, dass das richtige Medikament nicht auf Anhieb passen könnte. Sie hat die Erfahrung gemacht, dass der Arzt auch gegebenenfalls zunächst mit dem Patienten verschiedene Medikamente austesten muss, um das optimale Mittel verschreiben zu können.

Tester 105: "Ich hatte auch Schwierigkeiten mit dem Wort Diuretika. Noch nie gehört, noch nie gelesen. Ich habe dann „Harntreibend" gefunden für dieses Mittel. Weiß nicht, ob das stimmt. Aber irgendwo muss ich es ja her haben. Ja und dann mit den verschiedenen Medikamenten… da bin ich ganz anders vorgegangen. Ich habe mir gesagt, dieses Diuretika…, die anderen sind meines Erachtens alle irgendwo negativ belastet und bei dem Diuretika habe ich dreimal was positives gefunden. Außer bei Kalzium glaube ich. […] Dieses Diuretika müsste eigentlich das Beste von allen sein. Das andere kann man weglassen.

Auf der Seite 3 ist einmal ein „i" bei ‚Diuretika' abhanden gekommen. Im letzten Abschnitt, erste Zeile, das viertletzte Wort. […]

	Sonst habe ich da nichts Weiteres."
	Testerin 262: „Es wurde ja schon sehr viel gesagt, auch sehr viel was auch meine Meinung wiederspiegelt. Ich habe es so gelesen, als wäre ich kompletter Laie. Wie gesagt, ich habe ja schon viel von dem Thema gehört, deswegen waren mir solche Sachen wie Diuretika, etc. bekannt. Wär ich jetzt ein Laie gewesen, der das zum ersten Mal gelesen hat, wäre ich auch auf das Wort gestoßen und hätte nachgucken müssen. [...]
	Dann habe ich mir auch vermerkt, dass es sehr schön wäre, wenn man halt eben die Wirkung der bestimmten Medikamente noch mal kurz erläutert. Nicht in jedes Detail gehen, aber eventuell eine kleine anschauliche Tabelle mit der Wirkung. Eventuell mit den Nebenwirkungen, für wen das besonders geeignet oder so was. Das wäre glaube ich schon ganz schön.
	Ansonsten finde ich eigentlich den Aufbau und wie es geschrieben ist, sehr verständlich. Es ist kein Fachchinesisch. Bis auf einzelne Worte. Ansonsten ist es wirklich sehr gut verständlich. Ich denke auch für jedermann zugänglich und gut zu lesen. Ich denke, das ist auf jeden Fall der große Vorteil.
	Ansonsten ist eigentlich eben schon alles gesagt worden. Ich finde es aber an sich ganz gut. Für mich persönlich, ich habe es halt gut verstanden. Ich hätte da jetzt gar nichts nachgucken müssen. [...]"
Verständnis	
Was ist die zentrale Aussage des Textes?	Testerin 206: „Meiner Meinung nach ist die zentrale Aussage am Ende. Das gesagt wird, dass es viele verschiedene Faktoren gibt, um das richtige Medikament für jemanden zu finden und das viele Sachen eine Rolle spielen. Das Alter, das Geschlecht, sogar die Herkunft wird glaube ich erwähnt. Ich denke, dass eben da ganz wichtig ist, das steht da ja auch mit bei, der Besuch beim Arzt und die stetige Kontrolle halt eben."
	Tester 105: „Vorsicht vor den anderen. Zum Beispiel ‚Diuretika sind Kalziumantagonisten überlegen', also nehme ich Diuretika. Dann

	der Vergleich von ACE-Hemmern, Kalziuman-tagonisten und wo weiter. Da komme ich eigentlich immer wieder drauf, dass dieses Diuretika-Mittel das beste wäre." Testerin 28: „Das ist das Mittel der ersten Wahl. […]" Testerin 262: „Was sich am Ende rauskristallisiert, ist eben, dass der Einzelne auch Eigenverantwortung hat. Das er das regelmäßig einnehmen muss und er sich auch darum kümmert, den stetigen Kontrollen beim Arzt eben nachzugehen. Dem halt eben zu vertrauen, dass es Medikamente gibt, die für einen persönlich perfekt zugeschnitten sind und einem dann auch helfen würden. […] Teilweise müssen ja auch viele ältere Personen eine große Anzahl von Medikamen-ten am Tag nehmen, was auch zur Verwirrung führt. Und das man da weiß, dass es unterstützende Maßnahmen gibt, dass der Arzt einem da auch helfen kann, durch den ganzen Medikamentendschungel. Ich denke, dass ich auch am Ende die zentrale Botschaft, die auch ganz wichtig ist."
Was haben Sie gelernt?	Testerin 28: „Das es Hilfen gibt, wenn man betroffen ist und das man davon auch unbedingt Gebrauch machen sollte. Weil die Folgen eines nicht richtig therapierten Bluthochdrucks katastrophal sein können. Die Gegenüberstellung der einzelnen Medikamentenarten. Das fand ich hochinte-ressant und das war auch neu für mich."
Was finden Sie interessant an der Information?	Testerin 261: „Erstmal, dass es empfohlen wird, Sport zu treiben, wenig Alkohol zu trinken, nicht zu rauchen. Das fand ich erstmal beruhigend. Das es dann doch noch mal erwähnt wird, bevor es gleich zu den Medikamenten geht. […]" Testerin 262: „Bei mir war es halt eben so…, dass schwarze Menschen anders reagieren, auf einige Medikamente als… Da habe ich auch gedacht… das war auch eine Sache, die ich nicht wusste, die ich auch vorher nie gehört hatte. Das habe ich auch auf jeden Fall mitgenommen." Tester 105: „Das wurde ja eigentlich

	eingegrenzt, auf schwarze männliche [Menschen]."
Wie verständlich ist der Text?	Tester 105: „Gut." Die anderen Testerinnen fanden den Text ebenfalls gut verständlich.
Wie gut werden die Sachverhalte erklärt?	Testerin 28: „Verständlich." Testerin 262: „Auch gut." Tester 105 und Testerin 261 finden auch, dass die Sachverhalte gut erklärt sind.
Welche aus Ihrer Sicht wichtigen Aspekte fehlen in dem Text?	Die Testerinnen und der Tester wünschen sich 2-3 erklärende Sätze zu den einzelnen Medikamentengruppen.
Welche Begriffe sollten im Glossar erläutert werden?	Diuretika
Sprache	
Welchen Sprachstil hat der Text?	Testerin 28: „Sehr gut auch für Laien verständlich. Auch wenn man Nicht-Betroffener ist." Tester 105: „Aufklärend." Testerin 262: „Verständlich."
Umgang mit Zahlen	
Wie wirken die Zahlen im Text? - Verdeutlichen sie Sachverhalte?	Tester 105: „Da stehen ja kaum welche drin." Die Testerinnen und der Tester hatten keine Schwierigkeiten, die Zahlen zu verstehen. Tester 105 wünscht sich jedoch eine Zahl im Text, die den durchschnittlichen Normalwert des Blutdrucks angibt.
Gliederung und Lesefluss	
Aufbau und Struktur	Testerin 28: „Aber ansonsten finde ich den Text sehr übersichtlich." Testerin 262: „Der ist sinnvoll aufgebaut auf jeden Fall." Testerin 28: „Ja das möchte ich auch sagen." Testerin 262: „Es kam halt erst die Erklärung,

	was überhaupt Blutdruck ist. Was es noch für Möglichkeiten gibt, außer Medikamente. Dann wird auf die Medikamente und die Studien eingegangen. Ich denke der Aufbau ist so definitiv sinnvoll."

Die anderen Testerinnen stimmen zu. |
| **Weckt die Überschrift Interesse zum Weiterlesen?** | Die Testerinnen/der Tester sind der Meinung, dass die Überschrift Interesse zum Weiterlesen weckt. |
| **Wird im Text das beantwortet, was in der Überschrift steht?** | Testerin 28: „Ja."

Tester 105: „Na, ja. Welche Folgeerkrankungen werden denn nun verhindert? Da steht doch ‚Bluthochdruck: Welche Medikamente eignen sich am besten, um Folgeerkrankungen zu verhindern?' Was sind denn die Folgeerkrankungen?"

Testerin 28: „Wenn man das jetzt voraussetzt, dass das jeder weiß. Herzinfarkt, Schlaganfall... das sind ja die Folgeerkrankungen."

Testerin 261: „Die Nieren sind ja auch betroffen." |
| **Ist das Thema interessant dargestellt?** | Testerin 28: „Ja, ich würde das so sehen." |
| **Wird das Interesse zum Weiterlesen geweckt?** | Testerin 28: „Ich denke mal, das ist unterschiedlich. Wer ist betroffen, wer ist nicht betroffen? Wer betroffen ist, den interessiert das vielleicht noch mehr."

Testerin 261: „Das ist ganz interessant gewesen. Erstaunlicherweise. Ich dachte erst, herrje, aber dann fand ich es doch interessant." |
| **Wie schätzen Sie den Umfang ein?** | Tester 105: „Das ist auch wenig. Ausreichend jedenfalls, für jemanden, der sich dafür interessiert."

Testerin 261: „Ich denke mal, wenn es zu lang ist, verliert man vielleicht das Interesse. Oder man hat vielleicht gar nicht die Zeit. Ich denke mal, das ist genau so richtig. Da kann man auch schlecht was weglassen. Das was hier dargestellt ist, da kann man auch nichts weglassen." |

	dazu Testerin 262: „Im Gegenteil, wir haben ja festgestellt, dass noch ein paar Sachen dazu kommen sollten."
	dazu Tester 105: „Na ja auf die fünf Zeilen kommt es nun nicht drauf an."
	dazu Testerin 28: „Na ja, ich finde das schon."
Abschließende Bewertungen	
Wird der Text dabei helfen, die Kommunikation mit Ärzten zu verbessern?	Testerin 28: „Könnte sein, aber der Arzt hat eh keine Zeit." Tester 105: Na klar, ich wüsste ja jetzt, dass es verschiedene Medikamente gibt und da würde ich also sagen, jetzt habe ich da Beta-Blocker bekommen… wäre es nicht besser Diuretika zu nehmen?" Testerin 28: „Oh da wäre ich aber vorsichtig. […] Manche würden das ja auch als Eingriff in ihre Kompetenzen… […] Ich habe solche Situationen schon erlebt." […] Die Testerinnen und der Tester sind der Meinung, dass man mit diesem Text informierter in ein Arzt-Patienten-Gespräch hineingeht, aber immer austesten muss, wie der Arzt auf den aufgeklärten Patienten reagiert.
Wird der Text dabei helfen, die Kommunikation mit Familie und Freunden zu verbessern?	Tester 105: „Ja, sicher, wenn man da etwas mehr weiß, als die Familienmitglieder." Testerin 262: „Ich denke, natürlich, wenn man da ein bisschen was weiß… aber ich denke, es ist viel von [der] eigenen Persönlichkeit des Betroffenen [abhängig]. Wenn er das eben nicht annimmt und nicht annimmt abzunehmen oder generell was dagegen zu tun. Das ist immer sehr schwer, auch wenn man einem mit einem großen Fachwissen kommt. […] Ich weiß nicht, ob das wirklich was bringt." Die Testerinnen und der Tester denken, dass es ein hilfreicher Text in der Familie sein könnte, wenn die Bereitschaft der Familienmitglieder da ist.
Weckt der Text Verständnis für	Testerin 28: „Ja doch. Das möchte ich mal sagen. Insofern sie sich nicht vorher schon

Betroffene / Erkrank-te?	umfangreich informiert haben. Als ich das gesehen habe, da gingen bei mir alle Lichter an. [...] Und ich habe ja auch was gelernt dabei [...]."
Würden Sie den Text weiterempfehlen?	Testerin 28: „Unbedingt." Tester 105: „Bis auf ein paar kleine Änderungen." Testerin 261: „Ja, Betroffenen. Es ist zwar interessant zu lesen, aber.... Wenn ich wüsste jemand hat das, dann finde ich das sehr interessant."
Wie schätzen Sie die Glaubwürdigkeit des Erstellers der Informationen ein? Woran machen Sie das fest?	Tester 28: „Die Studien können wir ja nicht nachkontrollieren, wie gewissenhaft die durchgeführt worden sind. Aber so, von vorneherein, denke ich mal schon."
Besonderes	-

Anlage 4: Übersicht über die getesteten Informationsprodukte

Infopaket	Lfd. Nummer	Art des Textes	Thema des Textes
Paket 1	NT08001:	Merkblatt	Entspannungstherapien und Änderung der Schlafgewohnheiten gegen Schlaflosigkeit
	NT08002:	Kurzantwort	Ermüdung bei Autoimmunerkrankungen: Welche nichtmedikamentösen Verfahren helfen?
	NT08003:	Zusätzliches Element:	Energiemanagement für Menschen mit Autoimmunerkrankungen
	NT08004:	Kurzantwort	Was ist normaler Schlaf und wie verändert er sich von der Kindheit bis zum Alter?
	NT08005:	Kurzantwort	Schlaflosigkeit: Können Entspannungstherapie oder die Änderung der Schlafgewohnheiten dabei helfen, mehr oder besser zu schlafen?
Paket 2	NT08006	Merkblatt	Medikamenten-Management: Langfristige Arzneimittelanwendung
	NT08007:	Kurzantwort	Typ-2-Diabetes: Wo liegen die Vor- und Nachteile von Exentatide-Injektionen?
	NT08008:	Kurzantwort	Medikamenteneinnahme: Was hilft am besten dabei, verschriebene Arzneimittel regelmäßig zu nehmen?
	NT08009	Merkblatt	Typ-2-Diabetes und Medikamente
Paket 3	NT08010:	Kurzantwort	Rheumatoide Arthritis: Wie gut hilft niedrig dosiertes Kortison gegen Schübe?
	NT08011:	Kurzantwort	Blasenentzündung: Genügen drei Tage Antibiotika?
	NT08012:	Kurzantwort	Tinnitus: Kann eine kognitive Verhaltenstherapie helfen, besser mit Ohrgeräuschen zurechtzukommen?
	NT08013:	Merkblatt	Tinnitus
Paket 4	NT08014	Kurzantwort	Raucherentwöhnung: Hilft Vareniclin und gibt es ernsthafte Sicherheitsbedenken?
	NT08015:	Merkblatt	Nikotinersatztherapie zur Raucherentwöhnung
	NT08016:	Kurzantwort	Frauen mit Brustkrebs-Metastasen im Skelett: Können Bisphosphonate Knochenbrüchen vorbeugen?
	NT08017:	Merkblatt	Merkblatt für Partner von Frauen mit Endometriose
Paket 5	NT08018:	Kurzantwort	Rheumatoide Arthritis: Können spezielle Schuheinlagen bei Arthritis in den Füßen helfen?
	NT08019:	Kurzantwort	Mittelohrentzündung: Können Antibiotika bei Säuglingen und Kleinkindern die Beschwerden lindern?
	NT08020:	Kurzantwort	Schultersteife: Kann Kortison die Beschwerden lindern?
	NT08021:	Merkblatt	Schultersteife

Infopaket	Lfd. Nummer	Art des Textes	Thema des Textes
Paket 6	NT08022:	Kurzantwort	Osteoporose: Können Kalzium und Vitamin D vorbeugen?
	NT08023:	Merkblatt	Osteoporose vorbeugen
	NT08024:	Zusätzliches Element	Osteoporose vorbeugen: Kalziumaufnahme durch die Ernährung
	NT08025:	Merkblatt	Bettnässen bei Kindern und Jugendlichen
Paket 7	NT08026	Kurzantwort	Prävention: Schaden antioxidative Nahrungsergänzungsmittel mehr als sie nutzen?
	NT08027	Kurzantwort	Überschreitung des Geburtstermins: Wann wird eine Geburtseinleitung nötig?
	NT08028	Merkblatt	Wenn das Baby auf sich warten lässt
Paket 8	NT08029	Merkblatt	Selbstmanagement bei gutartiger Prostatavergrößerung
	NT08030	Merkblatt	Medikamente bei gutartiger Prostatavergrößerung
	NT08031	Merkblatt:	Chirurgische Behandlungen bei gutartiger Prostatavergrößerung
	NT08032:	Kurzantwort	Gutartige Prostatavergrößerung: Wie schneiden neuere Verfahren im Vergleich zu Standardoperationen ab?
Paket 9	NT08033	Merkblatt	Depression nach der Geburt – persönliche Unterstützung kann helfen
	NT08034	Kurzantwort	Depressionen nach Geburt: Können psychotherapeutische Verfahren helfen?
	NT08035	Kurzantwort	Verhütung: Führen die Antibabypille und andere kombinierte Verhütungsmethoden zu einer Gewichtszunahme?
	NT08036	Kurzantwort	Verhütung: Wie wirken Verhütungspflaster und Vaginalring im Vergleich zur Antibabypille?
Paket 10	NT08037	Merkblatt	Frühgeburt und vorgeburtliche Steroidbehandlung
	NT08038	Kurzantwort	Frühgeburt und sehr geringes Geburtsgewicht: Werden Frühchen auf Stationen mit größeren Behandlungszahlen besser versorgt?
	NT08039	Merkblatt	Zwangsstörungen müssen nicht das Leben bestimmen
	NT08040	Kurzantwort	Zwangsstörung: Kann eine Psychotherapie helfen?
Paket 11	NT08041	Merkblatt	Mit Geburtsschmerzen umgehen
	NT08042	Merkblatt	Vorbeugung und Behandlung von Lymphödemen
	NT08043	Kurzantwort	Brustkrebs: Welche Behandlungsmethoden helfen bei einem Lymphödem nach einer Brustkrebserkrankung?
	NT08044	Merkblatt	Die Periduralanästhesie (PDA) zur schmerzarmen Entbindung
Paket 12	NT08045	Kurzantwort	Nach Operationen: Kann Kaugummikauen dem Darm helfen, sich schneller zu erholen?
	NT08046	Kurzantwort	Bewertung von internationalen Leitlinien: Asthma und chronisch obstruktive Lungenerkrankung (COPD)
	NT08047	Merkblatt	Verstauchung des Sprunggelenks
	NT08048	Kurzantwort	Chronische Instabilität des Sprunggelenks: Welche Behandlungen helfen?

Infopaket	Lfd. Nummer	Art des Textes	Thema des Textes
Paket 13	NT08049	Merkblatt	Hyperbare Sauerstofftherapie
	NT08050	Kurzantwort	Brandwunden: Kann eine hyperbare Sauerstofftherapie die Heilung unterstützen?
	NT08051	Kurzantwort	Hüftkopfnekrose: Hilft eine hyperbare Sauerstofftherapie
	NT08052	Kurzantwort	Grippe bei Kindern und Jugendlichen: Wie viel Schutz bietet eine Impfung, und hat sie unerwünschte Wirkungen?
Paket 14	NT08053	Merkblatt	Die sichere Anwendung von Antibiotika
	NT08054	Kurzantwort	Bewertung von internationalen Leitlinien: Brustkrebs
	NT08055	Merkblatt	Asthma in der Schwangerschaft
	NT08056	Kurzantwort	Asthma: Ist Kortison zum Inhalieren in der Schwangerschaft sicher?
Paket 15	NT08057	Merkblatt	Migräne – Informationen für Kinder und Jugendliche
	NT08058	Kurzantwort	Migräne bei Kindern und Jugendlichen: Kann man Migräneanfällen vorbeugen, ohne Medikamente einzusetzen?
	NT08059	Kurzantwort	Migräne bei Kindern und Jugendlichen: Welche Medikamente können die Beschwerden lindern?
	NT08060	Kurzantwort	Migräne bei Kindern und Jugendlichen: Können Medikamente oder pflanzliche Mittel helfen, Migräneattacken vorzubeugen?
Paket 16	NT08061	Merkblatt	Kognitive Verhaltenstherapie: die Sicht der Dinge ist entscheidend
	NT08062	Kurzantwort	Neurodermitis: Kann eine Auslassungsdiät die Beschwerden lindern?
	NT08063	Merkblatt	Zahnversiegelung bei Kindern und Jugendlichen
	NT08064	Kurzantwort	Karies bei Kindern und Jugendlichen: Zur Zahnversiegelung zum Arzt?
Paket 17	NT08065	Merkblatt	Medikamente zur Migränebehandlung – Information für Erwachsene
	NT08066	Kurzantwort	Migränemedikamente: Gibt es Unterschiede zwischen den Triptanen?
	NT08067	Kurzantwort	Grippe bei Kindern und Jugendlichen: Wie viel Schutz bietet eine Impfung, und hat sie unerwünschte Wirkungen?
	NT08068	Zusätzliches Element	Depressionen: Strategien für Angehörige und Freunde
Paket 18	NT08069	Kurzantwort	Akute Atemwegsinfektionen: Kann Umckaloabo die Beschwerden lindern?
	NT08070	Kurzantwort	Akute Krankheitsschübe bei einer COPD: Können Antibiotika helfen?
	NT08071	Merkblatt	Rosazea
	NT08072	Kurzantwort	Rosazea: Welche Behandlungen sind gut erprobt?
Paket 19	NT08073	Merkblatt	Akute Nasennebenhöhlenentzündung
	NT08074	Kurzantwort	Akute Sinusitis: Können Antibiotika helfen?
	NT08075	Kurzantwort	Erkältungen: Was bringen Sonnenhut-Extrakte?
	NT08076	Kurzantwort	Erkältungen: Hält Vitamin C gesund?

Infopaket	Lfd. Nummer	Art des Textes	Thema des Textes
Paket 20	NT08077	Kurzantwort	PDA zur Entbindung: Was sind Vor- und Nachteile für Mutter und Kind?
	NT08078	Kurzantwort	PDA zur Entbindung: Lieber später mit dem Pressen beginnen?
	NT08079	Kurzantwort	PDA zur Entbindung: Was spricht dafür oder dagegen, während der Wehen umherzugehen?
	NT08080	Kurzantwort	PDA zur Entbindung: Geht die Geburt schneller, wenn eine Frau sitzend entbindet?
Paket 21	NT08081	Merkblatt	Was man gegen die Angst vor einer Operation tun kann
	NT08082	Kurzantwort	Operationen: Wie lange dürfen Kinder vor Operationen nicht trinken?
	NT08083	Kurzantwort	Asthma: Lohnt sich ein spezielles Atemtraining?
	NT08084	Kurzantwort	Kopfschmerzen: Was gibt es außer Medikamenten?
Paket 22	NT08085	Merkblatt	Vermeidung von Stürzen bei älteren Menschen
	NT08086	Kurzantwort	Vorbeugung: Wie kann man ältere Menschen vor Stürzen schützen?
	NT08087	Kurzantwort	Herzerkrankungen und Diabetes: Welche Statine sind gut untersucht?
	NT08088	Kurzantwort	Herzschwäche: Helfen Sportprogramme, fit zu bleiben?
Paket 23	NT08089	Kurzantwort	Grindflechte: Wie wird man sie schneller wieder los?
	NT08090	Kurzantwort	Nacken- und Schulterschmerzen am Arbeitsplatz: Was hilft?
	NT08091	Kurzantwort	Nackenschmerzen: Hilft die Mobilisation oder Manipulation der Halswirbelsäule?
	NT08092	Kurzantwort	Karies: Welche Fluorid-Präparate schützen am besten?
Paket 24	NT08093	Kurzantwort	Typ-2-Diabetes: Wo liegen die Vor- und Nachteile der Blutzuckersenkung mit Glitazonen?
	NT08094	Kurzantwort	Grauer Star: Operationen in der Tagesklinik oder im Krankenhaus?
	NT08095	Kurzantwort	Basedow´sche Erkrankung: Fängt man besser langsam mit der Therapie an?
	NT08096	Kurzantwort	Offene Knochenbrüche: Wie gut schützen Antibiotika vor Wundinfektionen?
Paket 25	NT08097	Kurzantwort	Abpumpen von Muttermilch: Welche Methode eignet sich am besten?
	NT08098	Kurzantwort	Parkinson: Können Bewegungsübungen helfen die Beweglichkeit zu verbessern?
	NT08099	Kurzantwort	Durchfall: Verkürzen probiotische Bakterien die Zeit auf der Toilette?
	NT080100	Kurzantwort	Zahnbürsten: Elektrisch oder doch lieber per Hand
Paket 26	NT08101	Kurzantwort	Tiefe Venenthrombose (TVT): Können Medikamente Thrombosen in ruhiggestellten Beinen verhindern?
	NT08102	Kurzantwort	Alzheimer Demenz: Können ginkgohaltige Mittel helfen?
	NT08103	Kurzantwort	Achillessehnenriss: Operation oder Schiene?
	NT08104	Zusätzliches Element	Diabetes: Anzeichen von hohem Blutzucker erkennen

Infopaket	Lfd. Nummer	Art des Textes	Thema des Textes
Paket 27	NT09105	Kurzantwort	Typ-2-Diabetes: Sind langwirksame Insulinanaloga besser als herkömmliche langwirksame Insuline?
	NT09106	Kurzantwort	Alzheimer Demenz: Wie gut helfen Cholinesterasehemmer?
	NT09107	Zusätzliches Element	Wie funktioniert das Auge?
Paket 28	NT09108	Kurzantwort	Haben Sehtests für alle Vorschulkinder mehr Vor- als Nachteile?
	NT09109	Merkblatt	Amblyopie
	NT09110	Merkblatt	Gewichtszunahme in der Schwangerschaft
	NT09111	Kurzantwort	Gewichtsabnahme: Wie wird man das in der Schwangerschaft zugenommene Gewicht am besten wieder los?
Paket 29	NT09112	Merkblatt	Brachytherapie
	NT09113	Merkblatt	Strahlentherapie
	NT09114	Kurzantwort	Lokal begrenzter Prostatakrebs: Hat die Brachytherapie Vorteile?
	NT09115	Kurzantwort	Lymphdrüsenkrebs: Verbessert eine Untersuchung mit einem Positronen-Emmisions-Tomographen die Behandlung?
Paket 30	NT09116	Kurzantwort	Bewertung von internationalen Leitlinien: Adipositas
	NT09117	Zusätzliches Element	Wie funktioniert der Kreislauf?
	NT09118	Zusätzliches Element	Wie funktioniert das Gehirn?
	NT09119	Zusätzliches Element	Wie funktioniert das Harnsystem?
	NT09116	Kurzantwort	Bewertung von internationalen Leitlinien: Adipositas
Paket 31	NT09120	Merkblatt	Vorbeugung von Druckgeschwüren
	NT09121	Kurzantwort	Dekubitus: Können spezielle Matratzen und Auflagen das Entstehen von Druckgeschwüren verhindern?
	NT09122	Kurzantwort	Alzheimer Demenz: Können nichtmedikamentöse Behandlungen wie Schulungen für Angehörige Menschen mit Alzheimer helfen?
	NT09123	Kurzantwort	Asthmatische Beschwerden: Wie gut untersucht sind die Behandlungen bei Kindern im Alter von zwei bis vier Jahren?
Paket 32	NT09124	Kurzantwort	Eingeschränkte Fruchtbarkeit: Verbessert die Behandlung einer Varikozele die Fruchtbarkeit bei Männern?
	NT09125	Merkblatt	Fieber bei Kindern
	NT09126	Kurzantwort	Auf einen Blick: Fieber bei Kindern: Worauf sollte ich achten?
	NT09127	Zusätzliches Element	Wie funktioniert die Haut?

Infopaket	Lfd. Nummer	Art des Textes	Thema des Textes
Paket 33	NT09128	Kurzantwort	Asthma: Wie kann man es bei Kindern im Alter von zwei bis vier Jahren zuverlässig diagnostizieren?
	NT09129	Kurzantwort	Typ-2-Diabetes: Wie schneiden Glinide im Vergleich zu anderen Medikamenten ab?
	NT09130	Merkblatt	Vorbeugung von Depressionen bei Kindern und Jugendlichen
	NT09131	Kurzantwort	Depressionen bei Kindern und Jugendlichen: Können psychologische Programme vorbeugen?
Paket 34	NT09132	Merkblatt	Wegweiser Psychotherapie
	NT09133	Kurzantwort	Bluthochdruck: Hilft es weniger Kochsalz zu sich zu nehmen?
	NT09134	Merkblatt	Was Sie über Früherkennungsuntersuchungen wissen sollten
	NT09135	Merkblatt	Früherkennungsuntersuchungen auf einen Blick
Paket 35	NT09136	Kurzantwort	Depressionen nach Herzinfarkt: Gibt es einen Zusammenhang zwischen Depressionen und Herzproblemen?
	NT09137	Kurzantwort	Asthma: Kann man es bei Kindern im Alter von zwei bis vier Jahren zuverlässig diagnostizieren?
	NT09138	Kurzantwort	Komplikationen nach einer Operation: Sinkt das Risiko, wenn man vor einem Eingriff mit dem Rauchen aufhört?
	NT09139	Kurzantwort	Hepatitis B: Soll ich mich testen lassen?
Paket 36	NT09140	Merkblatt	Anstrengungsasthma
	NT09141	Kurzantwort	Asthma und Bewegung: Wie schneidet Schwimmen im Vergleich zu anderen Sportarten ab?
	NT09142	Kurzantwort	Früherkennungsprogramme: Welchen Nutzen haben routinemäßige Sprachtests für Kinder?
	NT09143	Kurzantwort	Kleinkinder mit hohem Allergierisiko: Kann Soja-Babynahrung vorbeugen?
	NT09140	Merkblatt	Anstrengungsasthma
Paket 37	NT09138	Merkblatt	Auf einen Blick: Zwischen Behandlungsalternativen wählen
	NT09144	Merkblatt	Unerwünschte Wirkungen – mehr zu wissen kann helfen, die besten Entscheidungen für ihre Gesundheit zu treffen
	NT09145	Kurzantwort	Arzneimittelsicherheit: Warum wirft das langwirksame Insulinanalogon Glargin (Lantus) Sicherheitsfragen auf?
	NT09146	Zusätzliches Element	Wie Krebszellen wachsen und sich ausbreiten
Paket 38	NT09147	Merkblatt	HPV-Impfung – Infos für Mädchen
	NT09148	Merkblatt	HPV-Impfung – Infos für Mädchen (Flyer)
	NT09149	Zusätzliches Element	Wie funktioniert der weibliche Zyklus?
	NT09150	Merkblatt	Regelschmerzen

Infopaket	Lfd. Nummer	Art des Textes	Thema des Textes
Paket 39	NT09151	Kurzantwort	Operation eines Bandscheibenvorfalls: Wie und wann können Bewegungs- und Rehabilitationsprogramme bei der Genesung helfen?
	NT09152	Kurzantwort	Sprunggelenkbruch: Welche Rehabilitationsmaßnahmen helfen, den Fuß schneller wieder normal bewegen zu können?
	NT09153	Kurzantwort	Geistige Fitness: Sind Denksportaufgaben im Alter ein gutes Training?
	NT09154	Kurzantwort	Depressionen: Können Entspannungsverfahren helfen?
Paket 40	NT09155	Merkblatt	Starke Regelblutung (Hypermenorrhoe)
	NT09156	Merkblatt	Tagebuch: Starke Regelblutung
	NT09157	Kurzantwort	Starke Regelblutung: Wie erfolgreich ist die Hysterektomie im Vergleich zu weniger schwerwiegenden Eingriffen?
	NT09158	Kurzantwort	Vaginose: Welche Behandlungen helfen nicht-schwangeren Frauen?
Paket 41	NT09159	Kurzantwort	Depressionen: Können Duloxetin und Venlafaxin helfen und wie schneiden die beiden Medikamente im Vergleich ab?
	NT09160	Kurzantwort	Geistige Fitness: Sind Denksportaufgaben im Alter ein gutes Training?
	NT09161	Kurzantwort	Rheumatoide Arthritis: Welche Bewegungsart könnte helfen und ist sicher für die Gelenke?
	NT09162	Kurzantwort	Sprunggelenkbruch: Welche Rehabilitationsmaßnahmen helfen, den Fuß schneller wieder normal bewegen zu können?
Paket 42	NT09163	Merkblatt	Prämenstruelles Syndrom
	NT09164	Kurzantwort	Prämenstruelles Syndrom: Können Entspannungsverfahren oder psychotherapeutische Verfahren die Beschwerden lindern?
	NT09165	Kurzantwort	Schwangerschaft: Benötigt jede schwangere Frau täglich Eisenpräparate und welche möglichen Nebenwirkungen gibt es?
	NT09166	Kurzantwort	Nach einem Schlaganfall: Verbessert Fitnesstraining die Gesundheit und Mobilität?
	NT09163	Merkblatt	Prämenstruelles Syndrom
Paket 43	NT09167	Merkblatt	„Formen von Zahnersatz – auf einen Blick"
	NT09168	Kurzantwort	„Zahnersatz: Weiß man, welche Rolle die Gegenbezahnung bei der Wahl des Zahnersatzes spielt?"
	NT09169	Kurzantwort	„Wechseljahre: Kann Sport Hitzewallungen und andere Symptome lindern?"
	NT09170	Kurzantwort	„Erektionsstörungen: Wie wirksam sind Potenzmittel wie Viagra und welche unerwünschten Wirkungen haben sie?"

Infopaket	Lfd. Nummer	Art des Textes	Thema des Textes
Paket 44	NT09171	Merkblatt	Gerinnungshemmende Medikamente sicher anwenden
	NT09172	Kurzantwort	Herz- und Kreislauferkrankungen: Wie schneiden ASS und Clopidogrel im Vergleich ab?
	NT09173	Kurzantwort	Angina Pectoris und Herzinfarkt: Welche Vor- und Nachteile hat eine Kombinationsbehandlung mit ASS und Clopidogrel?
	NT09174	Merkblatt	Auf einen Blick: Gutartige Prostatavergrößerung
Paket 45	NT09175	Merkblatt	Auf einen Blick: Insulintherapie
	NT09176	Merkblatt	Auf einen Blick: Auf einen Blick: Schlaf und Schlaflosigkeit
	NT09177	Merkblatt	Auf einen Blick: Geburtsschmerzen
	NT09178	Kurzantwort	Hilft eine Balneophototherapie bei Schuppenflechte oder Neurodermitis?
Paket 46	NT10179	Merkblatt	Auf einen Blick: Kariesprophylaxe
	NT10180	Kurzantwort	Zahnersatz: Hat implantatgetragener Zahnersatz bei einer verkürzten Zahnreihe Vorteile?
	NT10181	Merkblatt	Probleme beim Schlafen: Infos für Kinder und Jugendliche
	NT10182	Kurzantwort	Wiederkehrende Halsschmerzen: Kann eine Mandeloperation Halsschmerzen vorbeugen?
Paket 47	NT10183	Kurzantwort	Kinder und Jugendliche mit Krebs: Wie gut werden sie in Deutschland versorgt?
	NT10184	Merkblatt	Reizdarmsyndrom
	NT10185	Kurzantwort	Reizdarmsyndrom: Gibt es Medikamente, die zuverlässig helfen?
	NT10186	Merkblatt	Die Behandlung von chronischen, schlecht heilenden Wunden
Paket 48	NT10187	Merkblatt	Welche Massageformen gibt es?
	NT10188	Kurzantwort	Kreuzschmerzen: Helfen Massagen oder Akupressur?
	NT10189	Kurzantwort	Chronische Wunden: Bessere Heilung durch Vakuumtherapie?
	NT10190	Kurzantwort	Karpaltunnelsyndrom: Sind Kortison-Injektionen wirksam?
	NT10187	Merkblatt	Welche Massageformen gibt es?
Paket 49	NT10191	Kurzantwort	Kurzantwort: Akute Leukämie bei Erwachsenen: Hilft eine Chemotherapie in Verbindung mit einer Stammzelltransplantation?
	NT10192	Merkblatt	Disease-Management-Programme
	NT10193	Kurzantwort	Bindehautentzündung: Was bringen Antibiotika?
	NT10194	Kurzantwort	Regelschmerzen: Was sind die Vor- und Nachteile entzündungshemmender Schmerzmittel?
Paket 50	NT10195	Merkblatt	Chronischer Husten und Atembeschwerden: Die chronisch obstruktive Lungenerkrankung COPD
	NT10196	Merkblatt	Merkblatt für Angehörige von Menschen mit chronisch obstruktiver Lungenerkrankung, COPD
	NT10197	Merkblatt	Raucherentwöhnung auf einen Blick
	NT10198	Kurzantwort	Chronisch obstruktive Lungenerkrankung: Hilft eine Entwöhnung, zum Beispiel eine

Infopaket	Lfd. Nummer	Art des Textes	Thema des Textes
			Nikotinersatztherapie, auch bei Menschen mit COPD?
Paket 51	NT10199	Merkblatt	Generalisierte Angststörung
	NT10200	Kurzantwort	Generalisierte Angststörung: Gibt es Alternativen zu Beruhigungsmitteln und Antidepressiva?
	NT10201	Kurzantwort	Medikamentenabhängigkeit: Was hilft beim Absetzen von Schlaf- und Beruhigungsmitteln?
	NT10202	Kurzantwort	Lagerungsschwindel: Gibt es eine einfache Behandlung, die Menschen mit dieser Art von Vertigo helfen kann?
Paket 52	NT10203	Merkblatt	Flüssiges Aufstoßen und Reflux bei Babys
	NT10204	Kurzantwort	Regurgitation bei Babys: Was verringert das Speien und welche Behandlungsmöglichkeiten gibt es?
	NT10205	Kurzantwort	Kleinkinder mit hohem Allergierisiko: Könnte präbiotische Babynahrung vorbeugen?
	NT10206	Kurzantwort	Frühgeburten: Erhöht der Verzicht auf Flaschenfütterung bei Frühgeborenen die Chancen, dass das Stillen später gelingt?
Paket 53	NT10207	Kurzantwort	Rauchentwöhnung: Wie kann ich mein Gewicht halten, wenn ich das Rauchen aufgebe?
	NT10208	Kurzantwort	Rauchentwöhnung: Wie hilfreich sind Nikotinpflaster oder -kaugummis?
	NT10209	Kurzantwort	Gewichtsabnahme: Kann sportliche Aktivität helfen, das Gewicht zu halten?
	NT10210	Kurzantwort	Familienanamnesen: Wie präzise sind sie, und welche Informationen könnten wichtig sein?
Paket 54	NT10211	Merkblatt	Wie Sie Ihr Kind beim Trocken- und Sauberwerden unterstützen können
	NT10212	Kurzantwort	Karies bei Kindern und Jugendlichen: Können fluoridhaltige Zahnpflegeprodukte vorbeugen?
	NT10213	Kurzantwort	Karies: Kann Zahnseide bei Kindern vorbeugen?
	NT10214	Kurzantwort	Frühgeburt: Hilft es dem Neugeborenen, wenn die Mutter vor der Geburt Kortikosteroide bekommt?
	NT10211	Merkblatt	Wie Sie Ihr Kind beim Trocken- und Sauberwerden unterstützen können
Paket 55	NT10215	Kurzantwort	Mindestmengen in Krankenhäusern: Sind die Ergebnisse in Krankenhäusern mit großen Operationszahlen besser?
	NT10216	Kurzantwort	Pflegepersonal in Krankenhäusern: Wirkt sich die Ar-beitsbelastung auf die Gesundheit der Patienten aus?
	NT10217	Kurzantwort	Nach dem Schlaganfall: Gibt es eine Form der Krakengymnastik, die zu mehr Selbstständigkeit verhilft?
	NT10218	Kurzantwort	Nach dem Schlaganfall: Wie gut hilft Ergotherapie bei Alltagsaktivitäten wie dem Anziehen?
Paket 56	NT10220	Kurzantwort	Erkältungen: Antibiotika nehmen oder lieber doch nicht?
	NT10221	Kurzantwort	Erkältungen: Was ist vom Ratschlag „viel trinken" zu halten?
	NT10222	Kurzantwort	Grippe: Helfen antivirale Grippemittel wie Tamiflu und welche Nebenwirkungen haben sie?
	NT10223	Kurzantwort	Grippe: Wieviel Schutz könnte eine Grippeimpfung bieten?

Infopaket	Lfd. Nummer	Art des Textes	Thema des Textes
Paket 57	NT10225	Kurzantwort	Kurzwirksame Insulinanaloga: Bieten sie Kindern und Jugendlichen mit Typ-1-Diabetes Vorteile gegenüber herkömmlichen Insulinen?
	NT10226	Kurzantwort	Typ-2-Diabetes: Hat die Selbstmessung von Urin- oder Blutzucker Vorteile für Menschen, die kein Insulin anwenden?
	NT10227	Kurzantwort	Chronisches Müdigkeitssyndrom: Was kann die Symptome bei Erwachsenen und Kindern lindern?
	NT10228	Kurzantwort	Was ist besser nach unkompliziertem Herzinfarkt: Lange Bettruhe oder nach einigen Tagen wieder mit Bewegung beginnen?
Paket 58	NT10229	Kurzantwort	Bluthochdruck: Welche Medikamente eignen sich am besten, um Folgeerkrankungen zu verhindern?
	NT10230	Kurzantwort	Bluthochdruck: Kann Gewichtsabnahme den Blutdruck senken?
	NT10231	Kurzantwort	Prävention von Schlaganfällen: Hat das Selbstmanagement bei Behandlung mit Gerinnungshemmern wie „Marcumar" Vorteile?
	NT10232	Merkblatt	Gesundheitliche Vorteile des Abnehmens
Paket 59	NT10233	Kurzantwort	Arthrose und Rheuma: Wie kann man durch Schmerzmittel bedingten Magengeschwüren vorbeugen und wer braucht den Schutz?
	NT10234	Merkblatt	Bewegung und Gewichtsabnahme bei Arthrose
	NT10235	Kurzantwort	Darmkrebs: Kann Kalzium vorbeugen?
	NT10236	Kurzantwort	Reizdarmsyndrom: Könnte Hypnotherapie helfen?
Paket 60	NT10237	Kurzantwort	Kreuzschmerzen: Hilft ein Bewegungstraining, Rückfällen vorzubeugen?
	NT10238	Kurzantwort	Depressionen: Können die Antidepressiva Bupropion, Mirtazapin und Reboxetin helfen?
	NT10239	Merkblatt	Urintests verstehen
	NT10240	Kurzantwort	Guillain-Barré-Syndrom: Können Kortikosteroide die Genesung unterstützen oder verzögern?
	NT10237	Kurzantwort	Kreuzschmerzen: Hilft ein Bewegungstraining, Rückfällen vorzubeugen?
Paket 61	NT10241	Kurzantwort	Sprunggelenkbruch: Ist es besser, wieder früh auf die Beine zu kommen oder sich damit Zeit zu lassen?
	NT10242	Kurzantwort	Nackenschmerzen: Kann Akupunktur die Beschwerden lindern?
	NT10243	Merkblatt	Schmerzen nach Operationen
	NT10244	Kurzantwort	Nach einer Operation: Kann eine patientenkontrollierte Schmerzbehandlung die Schmerzen besser lindern?
Paket 62	NT10245	Merkblatt	„Off-label use": Worauf muss man achten?
	NT10246	Kurzantwort	Früherkennung: Welche Untersuchungen werden von den gesetzlichen Krankenkassen bezahlt?
	NT10247	Kurzantwort	Prämenstruelles Syndrom: Können Nahrungs-ergänzungsmittel helfen, die Beschwerden zu lindern?
	NT10248	Kurzantwort	Migräne: Reichen Medikamente mit Acetylsalicylsäure oder sind Mittel gegen Übelkeit eine sinnvolle Ergänzung?

Infopaket	Lfd. Nummer	Art des Textes	Thema des Textes
Paket 63	NT10249	Merkblatt	Nahrungsergänzungsmittel und komplementär-medizinische Präparate
	NT10250	Kurzantwort	Typ-1-Diabetes: Sind langwirksame Insulinanaloga besser als herkömmliche langwirksame Insuline?
	NT10251	Merkblatt	Laktoseintoleranz
	NT10252	Kurzantwort	Reizblase: Was hilft Frauen bei häufigem Harndrang?

Anlage 5 Kategorienraster, Anzahl der Nennungen und Textzuordnungen zu den Bewertungen „trifft voll zu" im Item „Infos wecken Vertrauen in die eigene Kompetenz"

Kategorie	Subkategorie	Textnr.	Textart	Textkategorie	Anzahl pro Subkategorie	Anzahl pro Kategorie
gute Strukturierung	Einführung	NT09167	Merkblatt	AT	8	52
		NT08067	KA	Therapien		
		NT08060	KA	Therapien		
		NT10223	KA	Prävention		
		NT10226	KA	Therapien		
		NT10231	KA	Medikamente		
		NT09149	ZE	AT		
		NT10187	Merkblatt	AT		
	Zusammen-fassungen/ Wiederholungen	NT08073	Merkblatt	Therapien	6	
		NT09172	KA	Medikamente		
		NT09173	KA	Medikamente		
		NT08061	Merkblatt	Therapien		
		NT10213	KA	Prävention		
		NT08030	Merkblatt	Medikamente		
	Strukturierung/ Gliederung	NT08073	Merkblatt	Therapien	31	
		NT10233	KA	Prävention		
		NT10234	Merkblatt	Therapien		
		NT08039	Merkblatt	Therapien		
		NT09140	Merkblatt	Therapien		
		NT09133	KA	Prävention		
		NT09172	KA	Medikamente		
		NT09173	KA	Medikamente		
		NT09174	Merkblatt	Therapien		
		NT08061	Merkblatt	Therapien		
		NT08057	Merkblatt	Therapien		
		NT08059	KA	Medikamente		
		NT10211	Merkblatt	AT		
		NT10231	KA	Medikamente		
		NT10238	KA	Medikamente		
		NT10239	Merkblatt	AT		
		NT08064	KA	Therapien		
		NT08046	KA	Leitlinien		
		NT08048	KA	Therapien		
		NT09144	Merkblatt	AT		
		NT10245	Merkblatt	AT		
		NT09139	KA	Therapien		
		NT10189	KA	Therapien		
		NT09149	ZE	AT		
		NT09147	Merkblatt	AT		
		NT09155	Merkblatt	Therapien		
		NT10191	KA	Therapien		
		NT09161	KA	Therapien		
		NT10181	Merkblatt	Therapien		

		NT10188	Merkblatt	Therapien		
		NT10190	Merkblatt	Therapien		
	logischer Aufbau	NT10208	KA	AT	7	52
		NT08022	KA	Prävention		
		NT10232	Merkblatt	Prävention		
		NT08042	Merkblatt	Therapien		
		NT08045	KA	Therapien		
		NT08046	KA	Leitlinien		
		NT09130	Merkblatt	Prävention		
gute Übersicht	Übersicht/Einstieg in ein Thema	NT09167	Merkblatt	AT	11	21
		NT08076	KA	Prävention		
		NT09140	Merkblatt	Therapien		
		NT08085	Merkblatt	Prävention		
		NT09109	Merkblatt	AT		
		NT08060	KA	Therapien		
		NT08022	KA	Prävention		
		NT09137	Merkblatt	AT		
		NT09122	KA	Therapien		
		NT10192	Merkblatt	AT		
		NT10187	Merkblatt	AT		
	Allgemeine Aufklärung über ein Thema	NT09174	Merkblatt	Therapien	10	
		NT09112	Merkblatt	Therapien		
		NT09114	KA	Therapien		
		NT08057	Merkblatt	Therapien		
		NT08060	KA	Therapien		
		NT08053	Merkblatt	M		
		NT10232	Merkblatt	Prävention		
		NT08041	Merkblatt	AT		
		NT10245	Merkblatt	AT		
		NT09130	Merkblatt	Prävention		
treffende Inhalte	neue Inhalte	NT09167	Merkblatt	AT	4	9
		NT09169	KA	AT		
		NT08073	Merkblatt	Therapien		
		NT08076	KA	Prävention		
	spezielle Inhalte, die in anderen Texten nicht vorkommen	NT09122	KA	Therapien	1	
	Inhalt	NT10201	KA	M	4	
		NT09144	Merkblatt	AT		
		NT10245	Merkblatt	AT		
		NT10192	Merkblatt	AT		
guter Umfang	wenig Umfang	NT09167	Merkblatt	AT	14	41
		NT09169	KA	Therapien		
		NT08073	Merkblatt	Therapien		
		NT08074	KA	Medikamente		
		NT10234	Merkblatt	Therapien		
		NT08076	KA	Prävention		
		NT09140	Merkblatt	Therapien		
		NT09141	KA	Therapien		
		NT10208	KA	AT		
		NT10221	KA	Therapien		
		NT08024	ZE	Prävention		
		NT08028	Merkblatt	AT		

		NT09117	ZE	AT		
		NT10190	KA	Therapien		
		NT08075	KA	Therapien		
		NT10199	Merkblatt	Therapien		
		NT10200	KA	Therapien		
		NT10233	KA	Prävention		
		NT10234	Merkblatt	Therapien		
		NT10230	KA	Medikamente		
		NT08039	Merkblatt	Therapien		
		NT09174	Merkblatt	Therapien		
		NT09113	Merkblatt	Therapien		
		NT09134	Merkblatt	Prävention		
		NT09132	Merkblatt	Therapien		
		NT08060	KA	Therapien		
		NT10211	Merkblatt	AT		
	guter Umfang	NT10220	KA	Medikamente	27	
		NT10237	KA	Prävention		
		NT10239	Merkblatt	AT		
		NT10252	KA	Therapien		
		NT08030	Merkblatt	Medikamente		
		NT08047	Merkblatt	Therapien		
		NT08048	KA	Therapien		
		NT09144	Merkblatt	AT		
		NT09119	ZE	AT		
		NT09130	Merkblatt	Prävention		
		NT10191	KA	Therapien		
		NT10192	Merkblatt	AT		
		NT09160	KA	Prävention		
		NT10181	Merkblatt	Therapien		
		NT09167	Merkblatt	AT		
		NT08073	Merkblatt	Therapien		
		NT10199	Merkblatt	Therapien		
		NT10201	KA	Medikamente		
		NT09140	Merkblatt	Therapien		
		NT09141	KA	Therapien		
		NT09111	KA	AT		
		NT09133	KA	Prävention		
		NT09174	Merkblatt	Therapien		
		NT08061	Merkblatt	Therapien		
		NT08057	Merkblatt	Therapien		
guter Schreibstil	klarer, schlichter und einfacher Sprachstil	NT08060	KA	Therapien	30	66
		NT08055	Merkblatt	Therapien		
		NT10220	KA	Medikamente		
		NT10224	KA	Medikamente		
		NT08024	ZE	Prävention		
		NT10237	KA	Prävention		
		NT10245	Merkblatt	AT		
		NT09119	ZE	AT		
		NT09149	ZE	AT		
		NT09147	Merkblatt	AT		
		NT09158	KA	Therapien		
		NT10192	Merkblatt	AT		
		NT09159	KA	Medikamente		

		NT09160	KA	Prävention		
		NT09161	KA	Therapien		
		NT10181	Merkblatt	Therapien		
		NT10187	Merkblatt	AT		
		NT10188	KA	Therapien		
		NT10190	KA	Therapien		
	erklärender Sprachstil	NT10230	KA	Therapien		
		NT08039	Merkblatt	Therapien	3	
		NT09174	Merkblatt	Therapien		
	kurze Sätze, Satzstruktur	NT09135	Merkblatt	Prävention		
		NT08057	Merkblatt	Therapien	3	
		NT10237	KA	Prävention		
guter Schreibstil	gut lesbar	NT08073	Merkblatt	Therapien		66
		NT10200	KA	Therapien		
		NT09108	KA	AT		
		NT09133	KA	Prävention		
		NT09173	KA	Medikamente		
		NT08054	KA	Leitlinien		
		NT10211	Merkblatt	AT	14	
		NT10213	KA	Prävention		
		NT10212	KA	Prävention		
		NT10220	KA	Medikamente		
		NT10248	KA	Medikamente		
		NT09144	Merkblatt	AT		
		NT09120	Merkblatt	Prävention		
		NT08021	Merkblatt	Therapien		
	Text macht Spaß zu lesen	NT10239	Merkblatt	AT	1	
	flüssiger Schreibstil	NT08074	KA	Medikamente		
		NT08075	KA	Therapien		
		NT10199	Merkblatt	Therapien		
		NT10200	KA	Therapien		
		NT10201	KA	Medikamente		
		NT08076	KA	Prävention		
		NT10219	KA	AT	14	
		NT09108	KA	AT		
		NT10221	KA	Therapien		
		NT10237	KA	Prävention		
		NT08030	Merkblatt	Medikamente		
		NT10245	Merkblatt	AT		
		NT09120	Merkblatt	Prävention		
		NT10190	KA	Therapien		
	stimmig geschrieben/ zueinander passend	NT09149	ZE	AT	1	
Darstellungs- weise von Textinhalten	schlüssig/eingängig/ nachvollziehbar	NT08074	KA	Medikamente		95
		NT10233	KA	Prävention		
		NT10234	Merkblatt	Therapien		
		NT08010	KA	Medikamente	18	
		NT09171	Merkblatt	Medikamente		
		NT09173	KA	Medikamente		
		NT09112	Merkblatt	Therapien		
		NT09113	Merkblatt	Therapien		

		NT09114	KA	Therapien		
		NT08050	KA	Therapien		
		NT08049	Merkblatt	Therapien		
		NT10211	Merkblatt	AT		
		NT10220	KA	Medikamente		
		NT10224	KA	Medikamente		
		NT10237	KA	Prävention		
		NT08028	Merkblatt	AT		
		NT08046	KA	Leitlinien		
		NT09155	Merkblatt	Therapien		
		NT09171	Merkblatt	Medikamente		
		NT09172	KA	Medikamente		
		NT10208	KA	AT		
	sachlich/präzise	NT10237	KA	Prävention	7	
		NT08030	Merkblatt	Medikamente		
		NT08045	KA	Therapien		
		NT09116	KA	Leitlinien		
		NT10233	KA	Prävention		
		NT08039	Merkblatt	Therapien		
		NT08104	ZE	Therapien		
		NT08101	KA	Medikamente		
		NT09140	Merkblatt	Therapien		
		NT09173	KA	Medikamente		
		NT09134	Merkblatt	Prävention		
		NT09135	Merkblatt	Prävention		
		NT09132	Merkblatt	Therapien		
	ausführliche/gute Erklärung von Begriffen/Inhalten	NT08053	Merkblatt	Medikamente		
		NT10211	Merkblatt	AT	25	
		NT10223	KA	Prävention		
		NT10231	KA	Medikamente		
		NT10238	KA	Medikamente		
		NT08028	Merkblatt	AT		
		NT08047	Merkblatt	Therapien		
		NT09137	Merkblatt	AT		
		NT09120	Merkblatt	Prävention		
		NT10189	KA	Therapien		
		NT09149	ZE	AT		
		NT09147	Merkblatt	AT		
		NT10191	KA	Therapien		
	ausführliche/gute Erklärung von Begriffen/Inhalten	NT09159	KA	Medikamente		
		NT09162	KA	Therapien	25	
		NT10187	Merkblatt	AT		
Darstellungs-weise von Textinhalten	detaillierte Darstellung	NT08075	KA	Therapien		
		NT10230	KA	Therapien		
		NT09101	Merkblatt	AT		
		NT09171	Merkblatt	Medikamente		95
		NT09174	Merkblatt	Therapien		
		NT10220	KA	Medikamente	11	
		NT10239	Merkblatt	AT		
		NT08042	Merkblatt	Therapien		
		NT09144	Merkblatt	AT		
		NT10189	KA	Therapien		
		NT09153	KA	Prävention		

163

	interessante/ informative/ spannende Darstellung	NT08073	Merkblatt	Therapien		
		NT08074	KA	Medikamente		
		NT08075	KA	Therapien		
		NT08039	Merkblatt	Therapien		
		NT08104	ZE	Therapien		
		NT09140	Merkblatt	Therapien		
		NT09141	KA	Therapien		
		NT09108	KA	AT		
		NT09171	Merkblatt	Medikamente		
		NT09172	KA	Medikamente		
		NT09174	Merkblatt	Therapien		
		NT08061	Merkblatt	Therapien		
		NT08057	Merkblatt	Therapien		
		NT10214	KA	Medikamente		
		NT10224	KA	Medikamente		
		NT10231	KA	Medikamente	32	
		NT10239	Merkblatt	AT		
		NT08030	Merkblatt	Medikamente		
		NT08042	Merkblatt	Therapien		
		NT08041	Merkblatt	AT		
		NT08045	KA	Therapien		
		NT08047	Merkblatt	Therapien		
		NT09144	Merkblatt	AT		
		NT10245	Merkblatt	AT		
		NT09138	KA	Therapien		
		NT09139	KA	Therapien		
		NT10189	KA	Therapien		
		NT09149	ZE	AT		
		NT09147	Merkblatt	AT		
		NT09159	KA	Medikamente		
		NT08021	Merkblatt	Therapien		
		NT10181	Merkblatt	Therapien		
Darstellungs- weise von Textinhalten	konsequent	NT08074	KA	Medikamente	2	95
		NT08075	KA	Therapien		
partizipativer Sprachstil	partizipativer Sprachstil	NT08039	Merkblatt	Therapien	5	6
		NT09171	Merkblatt	Medikamente		
		NT08069	KA	Medikamente		
		NT09137	Merkblatt	AT		
		NT09155	Merkblatt	Therapien		
	keine Appelle	NT09137	Merkblatt	AT	1	
Wissenser- weiterung	eigene Wissenser- weiterung, um anderen Menschen helfen zu können	NT09167	Merkblatt	AT	11	89
		NT08074	KA	Medikamente		
		NT080100	KA	AT		
		NT08085	Merkblatt	Prävention		
		NT08086	KA	Prävention		
		NT09171	Merkblatt	Medikamente		
		NT08061	Merkblatt	Therapien		
		NT08057	Merkblatt	Therapien		
		NT09137	Merkblatt	AT		
		NT09144	Merkblatt	AT		
		NT10181	Merkblatt	Therapien		
	eigene Wissenser-	NT08059	KA	Medikamente	5	

		NT Code	Type	Thema			
	weiterung, um mitreden zu können	NT10214	KA	Medikamente			
		NT10223	KA	Prävention			
		NT10245	Merkblatt	AT			
		NT09147	Merkblatt	AT			
	Neues gelernt - Therapie	NT10199	Merkblatt	Therapien	25		
		NT08039	Merkblatt	Therapien			
		NT08099	KA	Therapien			
		NT08011	KA	Medikamente			
		NT09172	KA	Medikamente			
		NT10185	KA	Medikamente			
		NT09112	Merkblatt	Therapien			
		NT09114	KA	Therapien			
		NT09151	KA	Therapien			
		NT09132	Merkblatt	Therapien			
		NT08052	KA	Therapien			
		NT08069	KA	Medikamente			
		NT08061	Merkblatt	Therapien			
		NT08057	Merkblatt	Therapien			
		NT08059	KA	Medikamente			
		NT10212	KA	Prävention			
		NT10220	KA	Medikamente			
		NT10237	KA	Prävention			
		NT10238	KA	Medikamente			
		NT08042	Merkblatt	Therapien			
		NT08048	KA	Therapien			
		NT10189	KA	Therapien			
Wissenser-weiterung	Neues gelernt - Therapie	NT09159	KA	Medikamente	25		89
		NT10187	Merkblatt	AT			
		NT10188	KA	Therapien			
	Neues gelernt	NT08073	Merkblatt	Therapien		31	
		NT08074	KA	Medikamente			
		NT08075	KA	Therapien			
		NT08099	KA	Therapien			
		NT09140	Merkblatt	Therapien			
		NT09108	KA	AT			
		NT09114	KA	Therapien			
		NT09134	Merkblatt	Prävention			
		NT08057	Merkblatt	Therapien			
		NT10211	Merkblatt	AT			
		NT10208	Merkblatt	AT			
		NT10213	KA	Prävention			
		NT10212	KA	Prävention			
		NT10221	KA	Therapien			
		NT10223	KA	Prävention			
		NT10224	KA	Medikamente			
		NT10237	KA	Prävention			
		NT08045	KA	Therapien			
		NT08046	KA	Leitlinien			
		NT08048	KA	Therapien			
		NT09115	KA	Therapien			
		NT09144	Merkblatt	AT			
		NT10245	Merkblatt	AT			
		NT09128	KA	Therapien			

			NT10189	KA	Therapien		
			NT09147	Merkblatt	AT		
			NT09153	KA	Prävention		
			NT10192	Merkblatt	AT		
			NT09160	KA	Prävention		
			NT09161	KA	Therapien		
			NT10181	Merkblatt	Therapien		
		Neues gelernt - medizinische Begriffe	NT10233	KA	Prävention	4	
			NT09174	Merkblatt	Therapien		
			NT10231	KA	Medikamente		
			NT10191	KA	Therapien		
		Neues gelernt - eigenen Körper	NT10234	Merkblatt	Therapien	13	
			NT08076	KA	Prävention		
			NT09135	Merkblatt	Prävention		
			NT10214	KA	Medikamente		
			NT08022	KA	Prävention		
			NT10239	Merkblatt	AT		
			NT09117	ZE	AT		
			NT09138	KA	Therapien		
			NT09149	ZE	AT		
Wissenserweiterung	Neues gelernt - eigenen Körper		NT09153	KA	Prävention	13	89
			NT09155	Merkblatt	Therapien		
			NT10181	Merkblatt	Therapien		
			NT10188	KA	Therapien		
	Vorhandensein von Zahlen (z.B. Vermittlung von Sicherheit)		NT08074	KA	Medikamente	4	
			NT10237	KA	Prävention		
			NT09139	KA	Therapien		
			NT09150	Merkblatt	Therapien		
	Menge an Zahlen		NT10201	KA	Medikamente	2	
			NT10233	KA	Prävention		
angemessener Umgang mit Zahlen			NT10233	KA	Prävention		20
			NT08099	KA	Therapien		
			NT08039	Merkblatt	Therapien		
			NT09141	KA	Therapien		
			NT09172	KA	Medikamente		
			NT10208	KA	AT		
	Umgang mit Zahlen		NT10220	KA	Medikamente	14	
			NT10224	KA	Medikamente		
			NT08028	Merkblatt	AT		
			NT08045	KA	Therapien		
			NT09149	ZE	AT		
			NT09158	KA	Therapien		
			NT09176	Merkblatt	Therapien		
			NT10188	KA	Therapien		
Umgang mit Professionellen	Ärztliche Meinung hinterfragen/Patient wird kritischer		NT10201	KA	Medikamente	9	32
			NT10233	KA	Prävention		
			NT08011	KA	Medikamente		
			NT09133	KA	Prävention		
			NT10220	KA	Medikamente		
			NT10221	KA	Therapien		
			NT08030	Merkblatt	Medikamente		
			NT09130	Merkblatt	Prävention		
			NT09155	KA	Therapien		

166

	Aufgrund des Textes mit Arzt reden	NT09141	KA	Therapien	1	
	Verbesserung der Arzt-/Patientenkommu-nikation	NT09109	Merkblatt	AT		
		NT09171	Merkblatt	Medikamente		
		NT09173	KA	Medikamente		
		NT09113	Merkblatt	Therapien		
		NT08057	Merkblatt	Therapien		
		NT08053	Merkblatt	Medikamente	22	
		NT09107	ZE	AT		
		NT08064	KA	Therapien		
		NT08041	Merkblatt	AT		
		NT08045	KA	Therapien		
		NT08047	Merkblatt	Therapien		
Umgang mit Professionellen	Verbesserung der Arzt-/Patientenkommu-nikation	NT08048	KA	Therapien		
		NT09137	Merkblatt	AT		
		NT09119	ZE	AT		
		NT09120	Merkblatt	Prävention		
		NT10189	KA	Therapien		
		NT09147	Merkblatt	AT	22	32
		NT09153	KA	Prävention		
		NT09158	KA	Therapien		
		NT10191	KA	Therapien		
		NT10187	Merkblatt	AT		
		NT10188	KA	Therapien		
Laienver-ständlichkeit	Erläuterung von Fremdwörtern	NT08057	Merkblatt	Therapien		
		NT10239	Merkblatt	AT	3	
		NT08021	Merkblatt	Therapien		
	verständlich	NT09169	KA	Therapien		
		NT10199	Merkblatt	Therapien		
		NT10200	KA	Therapien		
		NT10234	Merkblatt	Therapien		
		NT10230	KA	Therapien		
		NT08039	Merkblatt	Therapien		
		NT080100	KA	AT		
		NT09140	Merkblatt	Therapien		
		NT09141	KA	Therapien		
		NT08085	Merkblatt	Prävention		
		NT080100	KA	Medikamente		64
		NT09133	KA	Prävention	61	
		NT09171	Merkblatt	Medikamente		
		NT09172	KA	Medikamente		
		NT09174	Merkblatt	Therapien		
		NT09113	Merkblatt	Therapien		
		NT09114	KA	Therapien		
		NT09151	KA	Therapien		
		NT08052	KA	Therapien		
		NT08049	Merkblatt	Therapien		
		NT08057	Merkblatt	Therapien		
		NT08060	KA	Therapien		
		NT08055	Merkblatt	Therapien		
		NT10211	Merkblatt	AT		

		NT10220	KA	Medikamente		
		NT10221	KA	Therapien		
		NT10223	KA	Prävention		
		NT10224	KA	Medikamente		
		NT10226	KA	Therapien		
		NT08024	ZE	Prävention		
		NT10232	Merkblatt	Prävention		
		NT10237	KA	Prävention		
		NT10238	KA	Medikamente		
		NT10239	Merkblatt	AT		
		NT10240	KA	Medikamente		
		NT10250	KA	Medikamente		
		NT08042	Merkblatt	Therapien		
		NT08041	Merkblatt	AT		
		NT08045	KA	Therapien		
		NT08046	KA	Leitlinien		
		NT09144	Merkblatt	AT		
		NT10245	Merkblatt	AT		
		NT09116	KA	Leitlinien		
		NT09117	ZE	AT		
		NT09138	Merkblatt	Therapien		
		NT10189	Merkblatt	Therapien		
Laienver-ständlichkeit	verständlich	NT09149	ZE	AT	61	64
		NT09150	Merkblatt	Therapien		
		NT09147	Merkblatt	AT		
		NT09153	KA	Prävention		
		NT09158	KA	Therapien		
		NT09155	Merkblatt	Therapien		
		NT10191	KA	Therapien		
		NT09159	KA	Medikamente		
		NT09161	KA	Therapien		
		NT09162	KA	Therapien		
		NT09176	Merkblatt	Therapien		
		NT10181	Merkblatt	Therapien		
		NT10187	Merkblatt	AT		
		NT10188	KA	Therapien		
		NT10190	KA	Therapien		
		NT08075	KA	Therapien		
		NT10201	KA	Medikamente		
		NT10234	Merkblatt	Therapien		
		NT08039	Merkblatt	Therapien		
		NT09140	Merkblatt	Therapien		
		NT10185	KA	Medikamente		
		NT09132	Merkblatt	Therapien		
Handlungs-anweisungen	Aufführung von Alternativen	NT08060	KA	Therapien	17	46
		NT08055	Merkblatt	Therapien		
		NT10237	KA	Prävention		
		NT08041	Merkblatt	AT		
		NT08047	Merkblatt	Therapien		
		NT08048	KA	Therapien		
		NT09122	KA	Therapien		
		NT09158	KA	Therapien		
		NT09155	Merkblatt	Therapien		

		NT10190	KA	Therapien		
Handlungs-anweisungen	konkrete Handlungs-anweisungen/ Empfehlungen/ Lösungen/ Hilfestellungen	NT08073	Merkblatt	Therapien	21	46
		NT08074	KA	Medikamente		
		NT10233	KA	Prävention		
		NT08039	Merkblatt	Therapien		
		NT10219	KA	AT		
		NT09133	KA	Prävention		
		NT09174	Merkblatt	Therapien		
		NT09114	KA	Therapien		
		NT09135	Merkblatt	Prävention		
		NT10211	Merkblatt	AT		
		NT10232	Merkblatt	Prävention		
		NT10237	KA	Prävention		
		NT08047	Merkblatt	Therapien		
		NT09137	Merkblatt	AT		
		NT09144	Merkblatt	AT		
		NT09116	KA	Leitlinien		
		NT09120	Merkblatt	Prävention		
		NT09150	Merkblatt	Therapien		
		NT09156	KA	Therapien		
		NT10192	Merkblatt	AT		
		NT09160	KA	Prävention		
	Aufforderungstext	NT09137	Merkblatt	AT	2	
		NT09120	Merkblatt	Prävention		
	Anleitung/ Konsequenz aus dem Text	NT080100	KA	AT	6	
		NT09132	Merkblatt	Therapien		
		NT10232	Merkblatt	Prävention		
		NT10239	Merkblatt	AT		
		NT08045	KA	Therapien		
		NT08047	Merkblatt	Therapien		
Emotionen werden hervorgerufen	Angst wird genommen	NT09140	Merkblatt	Therapien	6	22
		NT08085	Merkblatt	Prävention		
		NT09171	Merkblatt	Medikamente		
		NT09135	Merkblatt	Prävention		
		NT09137	Merkblatt	AT		
		NT09147	Merkblatt	AT		
	beruhigend	NT10211	Merkblatt	AT	4	
		NT09147	Merkblatt	AT		
		NT10191	KA	Therapien		
		NT10192	Merkblatt	AT		
	erschreckend	NT10240	KA	Medikamente	4	
		NT08044	Merkblatt	AT		
		NT09137	Merkblatt	AT		
		NT09144	Merkblatt	AT		
Emotionen werden hervorgerufen	Vermittlung von Hoffnung/Mut	NT08073	Merkblatt	Therapie	8	22
		NT10199	Merkblatt	Therapie		
		NT08039	Merkblatt	Therapie		
		NT09140	Merkblatt	Therapie		
		NT08088	KA	Prävention		
		NT08054	KA	Leitlinien		
		NT10189	KA	Therapie		
		NT09160	KA	Prävention		
EBPI werden	auch neg. Aspekte	NT09159	KA	Medikamente	2	31

positiv aufge-nommen	werden erwähnt	NT09160	KA	Prävention		
	wissenschaftlicher Text	NT09144	Merkblatt	AT		
		NT09120	Merkblatt	Prävention	4	
		NT09155	Merkblatt	Therapie		
		NT09159	KA	Medikamente		
	Studien, EbM	NT09141	KA	Therapie		
		NT09108	KA	AT		
		NT10185	KA	Medikamente		
		NT09114	KA	Therapie		
		NT09151	KA	Therapie		
		NT08050	KA	Therapie		
		NT08049	Merkblatt	Therapie		
		NT08069	KA	Medikamente		
		NT08060	KA	Therapie		
		NT08055	Merkblatt	Therapie		
		NT10207	KA	AT		
		NT10213	KA	Prävention		
		NT10221	KA	Therapie	25	
		NT10223	KA	Prävention		
		NT10248	KA	Medikamente		
		NT102450	KA	Medikamente		
		NT08030	Merkblatt	Medikamente		
		NT08042	Merkblatt	Therapie		
		NT08046	KA	Leitlinien		
		NT09122	KA	Therapie		
		NT08016	KA	Medikamente		
		NT09147	Merkblatt	AT		
		NT10191	KA	Therapie		
		NT10181	Merkblatt	Therapie		
		NT10188	KA	Therapie		
Patient im Mittelpunkt	Reflektion der eigenen Situation	NT08085	Merkblatt	Prävention		
		NT09174	Merkblatt	Therapie	3	
		NT09137	Merkblatt	AT		45
	Leser fühlt sich ernst genommen	NT08053	Merkblatt	Medikamente	2	
		NT08042	Merkblatt	Therapie		
	Persönliche Ansprache	NT08042	Merkblatt	Therapie	2	
		NT10181	Merkblatt	Therapie		
Patient im Mittelpunkt	an den Patienten gerichtet	NT08047	Merkblatt	Therapie		
		NT09153	KA	Prävention	4	
		NT09176	Merkblatt	Therapie		
		NT10181	Merkblatt	Therapie		
	Bestätigung des eigenen Wissens	NT10200	KA	Therapie		45
		NT10233	KA	Prävention		
		NT10234	Merkblatt	Therapie		
		NT09113	Merkblatt	Therapie		
		NT09107	ZE	AT		
		NT10211	Merkblatt	AT	14	
		NT10220	KA	Medikamente		
		NT08042	Merkblatt	Therapie		
		NT08047	KA	Therapie		
		NT09119	ZE	AT		
		NT09149	ZE	AT		
		NT09150	Merkblatt	Therapie		

		NT09155	Merkblatt	Therapie		
		NT09176	Merkblatt	Therapie		
	Einbeziehung soz./ psych. Aspekte einer Erkrankung	NT08054	KA	Leitlinien	2	
		NT10211	Merkblatt	AT		
	pers. Erkenntnis	NT080100	KA	AT	1	
	pers. Bezug	NT08019	KA	Medikamente	1	
	Informationen mit Bezug auf den eigenen Körper	NT08073	Merkblatt	Therapie	16	
		NT08075	KA	Therapie		
		NT10201	KA	Medikamente		
		NT08082	KA	AT		
		NT08084	KA	Therapie		
		NT08052	KA	Therapie		
		NT08049	Merkblatt	Therapie		
		NT08069	KA	Medikamente		
		NT08061	Merkblatt	Therapie		
		NT08060	KA	Therapie		
		NT10209	KA	AT		
		NT10223	KA	Prävention		
		NT08028	Merkblatt	AT		
		NT08047	Merkblatt	Therapie		
		NT09144	Merkblatt	AT		
		NT09176	Merkblatt	Therapie		
Text ermöglicht dem Leser Selbsthilfe	Selbsthilfe möglich	NT09174	Merkblatt	Therapien	5	8
		NT08061	Merkblatt	Therapien		
		NT10237	KA	Prävention		
		NT10248	KA	Medikamente		
		NT09120	Merkblatt	Prävention		
	Aufforderung zur Selbsthilfe	NT10231	KA	Medikamente	3	
		NT09137	Merkblatt	AT		
		NT09120	Merkblatt	Prävention		
Verständnis für Betroffene	Verständnis für Betroffene	NT08049	Merkblatt	Therapien	13	13
		NT10211	Merkblatt	AT		
		NT08024	ZE	Prävention		
		NT10231	KA	Medikamente		
		NT10232	Merkblatt	Prävention		
		NT10239	Merkblatt	AT		
		NT10248	KA	Medikamente		
		NT10250	KA	Medikamente		
		NT08030	Merkblatt	Medikamente		
		NT08047	Merkblatt	Therapien		
		NT10245	Merkblatt	AT		
		NT09119	ZE	AT		
		NT10181	Merkblatt	Therapien		
Anschaulichkeit	Beispiele	NT10234	Merkblatt	Therapie	2	7
		NT10211	Merkblatt	AT		
	Abbildungen	NT09134	Merkblatt	Prävention	1	
	Anschaulichkeit	NT08061	Merkblatt	Therapien	4	
		NT08048	KA	Therapien		
		NT09138	KA	Therapien		
		NT09150	Merkblatt	Therapien		
Umfassende	Umfassende	NT08039	Merkblatt	Therapien	3	11

171

Informationen	Antwort erhalten	NT08104	ZE	Therapien		
		NT10237	KA	Prävention		
	lehrreich	NT09133	KA	Prävention	1	
	alle Fragen beantwortet	NT10211	Merkblatt	AT	2	
		NT08042	Merkblatt	Therapien		
	kompakte/ umfassende/ komprimierte Information	NT09173	KA	Medikamente		
		NT09174	Merkblatt	Therapien		
		NT08061	Merkblatt	Therapien	5	
		NT09119	ZE	AT		
		NT09117	ZE	AT		
Interesse geweckt	Weitere Informationssuche	NT08012	KA	Therapien		
		NT08013	Merkblatt	Therapien		
		NT10212	KA	Prävention	5	6
		NT08047	Merkblatt	Therapien		
		NT10191	KA	Therapien		
	Interesse geweckt	NT10181	Merkblatt	Therapien	1	
Total					684	684

Anlage 6 Kategorienraster, Anzahl der Nennungen und Textzuordnungen zu den Bewertungen „trifft gar nicht zu" im Item „Infos wecken Vertrauen in die eigene Kompetenz"

Kategorie	Subkategorie	Textnr.	Textart	Textkategorie	Anzahl pro Subkategorie	Anzahl pro Kategorie
Kritik an der Strukturierung	keine Struktur (chaotisch)	NT09142	KA	AT	3	8
		NT09131	KA	Therapien		
		NT10209	KA	AT		
	verbesserungs- würdige Struktur	NT09126	KA	Therapien	5	
		NT10197	Merkblatt	AT		
		NT10208	KA	AT		
		NT10238	KA	Medikamente		
		NT08037	Merkblatt	Medikamente		
zu hoher Umfang	zu lang	NT09142	KA	AT	6	6
		NT09125	Merkblatt	AT		
		NT09138	KA	Therapien		
		NT10198	KA	Therapien		
		NT10209	KA	AT		
		NT10210	KA	AT		
Kritik an den Inhalten	Inhalte werden nicht deutlich, keine eindeutigen Aussagen, vage	NT08077	KA	Therapien	7	16
		NT08078	KA	Therapien		
		NT09164	KA	Therapien		
		NT10209	KA	AT		
		NT10238	KA	Medikamente		
		NT10240	KA	Medikamente		

		NT-Code	Quelle	Kategorie	Anzahl	Summe
		NT09140	Merkblatt	Therapien		
	überflüssige Inhalte	NT08015	Merkblatt	AT	3	
		NT09124	KA	Therapien		
		NT10197	Merkblatt	AT		
	wenig Aussagen zu Nebenwirkungen	NT09142	KA	AT	1	
	ungenaue Inhalte	NT09125	Merkblatt	Therapien	4	
		NT09131	KA	Therapien		
		NT10209	KA	AT		
		NT08033	Merkblatt	Therapien		
	Inhalte fehlen	NT10208	KA	Medikamente	1	
Kritik am Schreibstil	zu laienhafter Schreibstil	NT09124	KA	Therapien	1	5
	unpräziser Schreibstil	NT09125	Merkblatt	Therapien	2	
		NT10208	KA	AT		
	schlechter Schreibstil (zu schwer)	NT10198	KA	Therapien	2	
		NT10210	KA	AT		
Kritik an der Zahlendarstellung	Zahlen nicht verständlich	NT09124	KA	Therapien	3	4
		NT10209	KA	AT		
		NT08033	Merkblatt	Therapien		
	zu viele Zahlen	NT10197	Merkblatt	AT	1	
Kritik an der Darstellungsweise von Textinhalten	verharmlosend	NT09125	Merkblatt	Therapien	2	16
		NT10240	KA	Medikamente		
	unrealistisch	NT09125	Merkblatt	Therapien	4	
		NT09111	KA	AT		
		NT10210	KA	AT		
		NT08033	Merkblatt	Therapien		
	langweilig/wenig informativ/schlechte Darstellung	NT10197	Merkblatt	AT	5	
		NT10198	KA	Therapien		
		NT10210	KA	AT		
		NT10238	KA	Medikamente		
		NT10240	KA	Medikamente		
	oberflächlich/zu pauschal	NT09131	KA	Therapien	3	
		NT10193	KA	Medikamente		
		NT10209	KA	AT		
	unwissenschaftlich	NT10193	KA	Medikamente	1	
	Text ist nicht interessant dargestellt	NT09142	KA	AT	1	
EBPI werden negativ aufgenommen	Studien	NT09142	KA	Therapien	4	4
		NT10198	KA	Therapien		
		NT10210	KA	AT		
		NT10240	KA	Medikamente		
negative Emotionen werden hervorgerufen	misstrauisch, wegen Intention des Textes	NT09142	KA	AT	4	20
		NT10208	KA	AT		
		NT10210	KA	AT		
		NT10238	KA	Medikamente		
	demotivierend/pessimistisch	NT10208	KA	AT	2	
		NT08033	Merkblatt	Therapien		
	Wut	NT09125	Merkblatt	Therapien	1	
	Leser wird für dumm verkauft	NT09125	Merkblatt	Therapien	4	
		NT08016	KA	Medikamente		
		NT08018	KA	Therapien		

		NT10198	KA	Therapien		
	Text ist verwirrend/ verunsichernd	NT09142	KA	AT		
		NT08077	KA	Therapien		
		NT08078	KA	Therapien		
		NT09125	Merkblatt	Therapien		
		NT09124	KA	Therapien	9	
		NT10197	Merkblatt	AT		
		NT10240	KA	Medikamente		
		NT08037	Merkblatt	Medikamente		
		NT08033	Merkblatt	Therapien		
keine Wissenser- weiterung	keine Antwort aus Text erhalten	NT09142	KA	AT		17
		NT08077	KA	Therapien		
		NT08078	KA	Therapien		
		NT09125	Merkblatt	Therapien		
		NT08016	KA	Medikamente	9	
		NT09164	KA	Therapien		
		NT10198	KA	Therapien		
		NT10210	KA	AT		
		NT10240	KA	Medikamente		
	nichts Neues gelernt	NT09131	KA	Therapien		
		NT10208	KA	AT	3	
		NT10238	KA	Medikamente		
	weitere Infor- mationen nötig	NT08077	KA	Therapien		
		NT08078	KA	Therapien		
		NT10238	KA	Medikamente	5	
		NT10240	KA	Medikamente		
		NT09140	Merkblatt	Therapien		
keine An- schaulichkeit	Abbildungen fehlen	NT09140	Merkblatt	Therapien	1	1
Kritik an der Verständlich- keit	nicht verständlich	NT09142	KA	AT		8
		NT08077	KA	Therapien	3	
		NT10238	KA	AT		
	Fremdwörter/ Abk. werden nicht erklärt	NT10198	KA	Therapien		
		NT10210	KA	AT	4	
		NT10238	KA	Medikamente		
		NT09140	Merkblatt	Therapien		
	englische Quellen	NT09140	Merkblatt	Therapien	1	
Patient nicht im Mittelpunkt	Patient nicht im Mittelpunkt	NT08016	KA	Medikamente	1	2
	Leser wird alleine gelassen	NT08033	Merkblatt	Therapien	1	
keine Hand- lungsanwei- sungen	keine Entschei- dungshilfen	NT09124	KA	Therapien	1	3
	Fazit/Handlungs- anweisung fehlt	NT10210	KA	AT	2	
		NT08033	Merkblatt	Therapien		
Ziel/Zielgruppe nicht klar	Ziel des Textes nicht ersichtlich	NT10208	KA	AT	2	3
		NT10210	KA	AT		
	Zielgruppe des Textes nicht klar	NT08033	Merkblatt	Therapien	1	
Total					113	113

Ingram Content Group UK Ltd.
Milton Keynes UK
UKHW010721130623
423368UK00004B/52

9 783656 596950